Endlich Schlank - Der Turboboost zum Abnehmen

Stoffwechsel anregen und Fett verbrennen mit der grünen Superformel

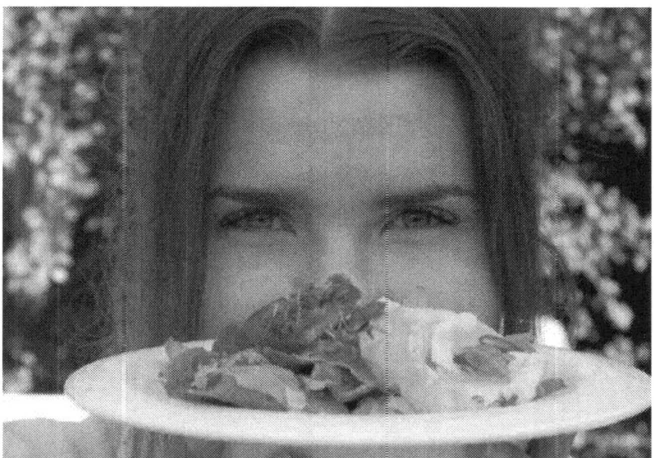

Kontakt & Impressum

Silvia Rosenberger, A- 2560 Berndorf, Ing. Eugen-Essentherstr. 56/2
info@lebensquell-kraeuter.com

ISBN: 9798533228756

Facebook-Seite:
https://www.facebook.com/LebensquellKraeuter/

Website:
https://www.lebensquell-kraeuter.com/

Über die Autorin

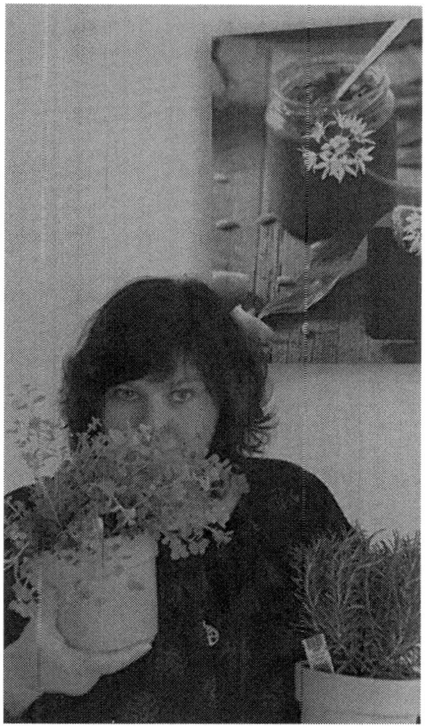

Ich befand mich über 20 Jahre lang mehr oder weniger dauerhaft entweder in der Abnehmphase oder in der Phase des unkontrollierten Essens und dem damit verbundenen Jojo Effekt.
Erfolg hatte ich erst dann, als mir bewusst wurde, dass es immer wieder gewisse Lebensmittel waren, die mich an meinen ungesunden, aber gewohnten Ernährungsablauf erinnerten. Die Erinnerung daran, egal ob es der Geschmack, der Geruch oder einfach eine Schilderung davon war, ja Kopfkino kann bei mir auch jede Menge Gusto auslösen, sorgte dafür,

dass ich wieder alten Gewohnheiten verfiel, und damit begann unweigerlich eine erneute Gewichtszunahme.

Folgende Punkte und Themen sind für mich entscheiden für eine erfolgreiche Gewichtsabnahme:

- Bewusstwerden der eigenen Ernährungsgewohnheiten
- Stress ist nicht förderlich bei der Abnahme
- Einzelkräuter, und wie sie wirken auf
  - → Stoffwechsel und das Ankurbeln selbigen
  - → Fettverbrennung
  - → Süßhunger mindern
  - → Entwässerung
  - → Basenbildung und Bitterstoffe
- Wie Du die Kräuter in einen täglichen Ernährungsplan schaffst
- neue, schlanke Gewohnheiten entwickeln

Du hast eine gute Entscheidung für Deine Gesundheit getroffen!

Kräuter sind kein kurzfristiges Wundermittel, wie diverse Diätpillen, sondern eine langfristige Möglichkeit, Gewicht zu reduzieren und dann zu halten.
Wichtig dabei ist, dass Du neue Gewohnheiten entwickelst, und egal, ob Du Dich für Kräutertees, Smoothies oder andere Formen entscheidest, es soll zur Routine werden. Bei mir gibt es kaum ein Gericht, wo nicht 1-2 Hände voll frischer Kräuter integriert sind. Und 1 Liter Kräutertee pro Tagbzw.zusätzlich noch Ingwer/Zitrone ist auch jeden Tag dabei.

Finde für Dich die richtige Lösung, und bleib langfristig dabei, dann erzielst Du die besten Resultate.

Inhaltsverzeichnis

1. Einleitung - Meine Abnehmgeschichte

Nachdem Du Dich für dieses Buch interessierst, ist das Thema Abnehmen für Dich ein Wichtiges. Egal ob es nur 5 bis 10kg sind, um Dich einfach wieder wohler zu fühlen, und wieder in Deine Lieblingskleidungstücke zu passen, oder ob es eine komplette Änderung der Ernährungsgewohnheiten und Lebensumstände ist. Ich habe gelernt, dass der Schmerzpunkt für jeden individuell, aber genauso groß ist.

Als Teenager habe ich Leichtathletik betrieben. Infolge der Überbeanspruchung hatte ich mit 21 Jahren einen chronisch eingeklemmten Nerv in der Lendenwirbelsäule und wurde 2 Jahre lang "erfolgreich" mit Cortison und Vitamin B behandelt.
Die Folge war eine Gewichtszunahme von 48kg in den beiden Jahren.
Zu allem Überfluss war aber mein Stoffwechsel komplett durcheinander. Sobald ich weißmehl- oder zuckerhaltige Lebensmittel zu mir nahm, kannte ich kein Sättigungsgefühl mehr.
Also begann meine Jahrzehnte lange Abnehmgeschichte. Ich befand mich über 20 Jahre mehr oder weniger dauerhaft entweder in der Abnehmphase oder in der Phase des unkontrollierten Essens und dem damit verbundenen Jojo Effekt.

Erfolg hatte ich erst dann, als mir bewusst wurde, dass es immer wieder gewisse Lebensmittel waren, die mich an meinen ungesunden, aber gewohnten Ernährungsablauf erinnerten. Die Erinnerung daran, egal ob es der Geschmack, der Geruch oder einfach eine Schilderung davon war, ja Kopfkino kann bei mir auch jede Menge Gusto auslösen, sorgte dafür, dass ich wieder alten Gewohnheiten verfiel, und damit begann unweigerlich eine erneute Gewichtszunahme.

Nachdem ich mit dem enormen Übergewicht totunglücklich war, und so nicht mehr weiterleben wollte, unterzog ich mich 2008 einer Magenoperation. Diese missglückte, denn die Stenose, die künstlich herbeigeführte Verengung zwischen Magen und Darm war nicht stabil, und so war nach 5 Monaten kein Effekt mehr vorhanden.
Aber da hatte ich den Entschluss schon getroffen, weiter abzunehmen.

Drei Grundpfeiler waren es, die von dort an meine Ernährung prägten:

regional - am Besten frisch geerntet ab Hof, ober zumindest mit kurzen Lieferwegen, sodass die Vitamine noch im Obst und Gemüse sind, und nicht während Transport und Lagerung verloren gehen

saisonal - eng mit regional verbunden, aber auch noch einen anderen Hintergrund. Unser Organismus braucht Jahrzehnte, teilweise Jahrhunderte, um sich neuen Ernährungsgewohnheiten anzupassen. Das ungewohnte Überangebot an exotischen Produkten zu jeder Jahreszeit bringt unseren Stoffwechsel durcheinander. Und es ist mittlerweile nachgewiesen, dass ein Zuviel an exotischen Lebensmitteln die Allergieneigung steigern kann.

frisch - nur bei frisch gekochten Gerichten weißt Du genau, was drin ist. Welche Gewürze, welche Öle, Zucker ja oder nein, wie viel Salz bzw. Geschmacksverstärker etc. Und es geht einfacher als man denkt. Schließlich sind Fertigprodukte ja auch gegart und tiefgekühlt. Das geht mit Selbstgekochtem auch.

Innerhalb eines Jahres habe ich so 65kg abgenommen. Dann hat die Konzentration auf die Ernährung nachgelassen, und Süßigkeiten haben dazu geführt, dass wieder 20kg heimlich, still und leise auf meine Hüften gewandert sind.

Im Rahmen meiner Ausbildung zur Kräuterpädagogin habe ich mich näher mit Kräutern, und ihrer Einsetzungsmöglichkeiten zum Abnehmen auseinander gesetzt.

Was soll ich sagen, die Natur ist einfach genial.

Seit mehr als einem Jahr begleiten mich verschiedene Kräuter je nach Saison und Gerichten während meines Tagesablaufs. Ich habe keine Diät gemacht, sondern einfach nur meine drei Prinzipien regional -saisonal-frisch gekocht mit Kräutern aufgepeppt und siehe da, plötzlich geht es wieder bergab mit dem Gewicht.

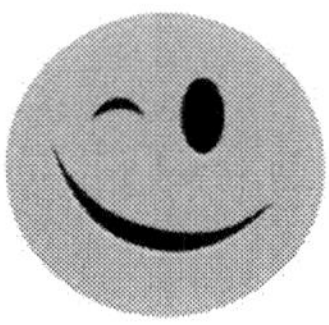

Und der genialste Clou überhaupt, ich verzichte auf nichts, backe zweimal pro Woche herrliche zuckerfreie Kuchen (aber davon mehr in meinem Buch "Zuckerfreie Kuchen und Desserts zum Abnehmen") und in den ersten 10 Wochen habe ich gleichmal 12,8 kg abgenommen.

Ich liebe Kräuter und zuckerfreie Kuchen.

2. Das Abnehmen beschleunigen mit Hilfe von Kräutern

Wenn Du gerade eine Diät machst oder versuchst, Dein Gewicht zu halten, solltest Du Kräuter als Hilfe einsetzen. Es gibt Pflanzen, die:

- die Verdauung unterstützen
- den Stoffwechsel anregen
- und die Fettverbrennung

fördern können.
Du kannst die Kräuter unterschiedlich einsetzen. Wichtig ist, dass Du sie in möglichst jeder Mahlzeit dabei hast, und dass es zur Gewohnheit wird, dass Du sowohl bei Tees, bei kalten Gerichten, beim Kochen und einfach überall, wo das Grünzeug dazu passt, Kräuter integrierst.
Je selbstverständlicher es für Dich wird, desto weniger musst Du darüber nachdenken, oder vergisst gar darauf.
Kräuter sind praktisch das Bindeglied zur restlichen Nahrung. Denn in unserer heutigen Nahrung fehlen viele Mikronährstoffe wie Mineralstoffe, Spurenelemente und Vitamine, die aber zur Verstoffwechslung von Kohlenhydraten, Eiweißen und Fetten lebensnotwendig sind. Daher funktionieren Kräuter auch so gut.

3. Ernährung früher und heute - wissenswerte Zusammenhänge

Ich möchte Dich nicht zutexten mit Wissenschaft, und sicher auch nicht klugscheißern. Aber wenn Du verstehen willst, wie es kommen kann, dass Dein Körper, obwohl er zu dick ist, dennoch an Mangelernährung leidet, dann ist dieses Kapitel sicher aufschlussreich für Dich.
Ärzte und Krankenkassen schlagen schon seit Jahren Alarm.

Durch die veränderten Ernährungs- und Lebensweisen haben Zivilisationskrankheiten in Industrieländern nie erwartete Dimensionen angenommen. Katastrophal hat sich dies beim Thema Übergewicht herausgestellt.
Wie konnte es zu diesem Ausmaß kommen?
Eine Erklärung ist mit Sicherheit die Veränderung des Lebensstils, die sich in den letzten fünfzig Jahren herauskristallisiert hat.

Essen gehört zum Leben wie die Luft zum Atmen und versorgt den menschlichen Organismus mit Energie und Nährstoffen. Essen ist jedoch auch ein Teil unserer Lebenskultur und unserer Lebensgewohnheiten.
Und die haben sich deutlich verändert.
Bis sich durch Evolution etwas ändert, dauert es normalerweise Tausende von Jahren. Die Veränderung der Ernährungs- bzw. Bewegungssituation beim

Menschen hat sich aber in ein paar Hundert Jahren verändert, und ändert sich durch die fortschreitende Industrialisierung immer schneller.

Während unser Verdauungstrakt noch immer auf „Jäger und Sammler“ konzipiert ist, wurde unser Lebensstil zum „Bequemen FastFood Konsumenten“ verändert.

Dabei kam es zu einem starken Ungleichgewicht von Bewegung und Nahrungsaufnahme.
Der Jäger und Sammler war eine Großzeit unterwegs, um Nahrung herbei zu schaffen, und hat dabei Muskulatur aufgebaut und Fett abgebaut. Die Nahrung hat aus Fleisch bestanden und Obst und Gemüse. Allerdings sehr abwechslungsreich, denn nicht immer war die gleiche Beute erlegbar, und nicht überall wuchsen die gleichen Früchte und das gleiche Gemüse.

Dann wurde der Mensch sesshaft, und begann, Getreide anzubauen. Die Nahrung veränderte sich, weil größere Mengen an gleichem Getreide dazu kamen. Aber noch immer wurde hart am Feld gearbeitet, um das Getreide auch ernten zu können. Und es wurde praktisch mit „Putz und Stingel“ verarbeitet, enthielt also alles an Vitaminen, Spurenelementen und Ballaststoffen.

Und auch das Fleisch war früher von freilebenden Tieren, die in ihrer natürlichen Umgebung aufwuchsen, Bewegung machten, und sich von Gräsern, Pflanzen usw. ernährten. Daher war auch das Fleisch mehr Muskelfleisch mit weniger Fettanteil, und nährstoffhaltiger aufgrund des abwechslungsreichen Futters, das die Tiere zu sich nahmen.

Die heutigen „Jäger und Sammler“ haben sich verändert. Sie ‚jagen“ mit dem Auto einen Burger mit Pommes und Cola an einem Drive in einer Fast Food Kette und sammeln Videospiele oder DVD´s, die sie sich am Computer ansehen.

Auch die Kuh von dem Burger musste keine Almen mehr erklimmen, um Gras zu fressen, sondern wurde in einer Zuchtstätte zusammengepfercht, und mit Kraftfutter in kurzer Zeit zum Höchstgewicht gemästet.

Das Getreide kommt nicht als volles Korn in das Burgerbrötchen, sondern lediglich das Auszugsmehl, das sofort in Zucker umgewandelt wird.
Die Kartoffeln nicht gekocht, sondern in Fett frittiert. Und kein frisches Quellwasser, dass mühsam in Gefäßen von der Quelle geholt, und nach Hause getragen werden musste, sondern Cola aus dem Automaten mit viel Zucker damit es gut schmeckt.
Diese Vorzüge der Zivilisation sparen natürlich viel Zeit, und so kann man herrlich dabei computerspielen oder

fernsehen, während das Fett und der Zucker aus dem Fast Food sich an den Hüften „vergolden".

Die Bereitschaft, selbst zu kochen, ist stark zurückgegangen. Die Essenszeiten werden vom Terminplan zugelassen und der kleine Hunger zwischendurch wird durch Fast-Food gestillt. Zwar sind es meist kleine Portionen, die man zu sich nimmt, doch über die Kalorienmenge des Snacks sind sich die wenigsten Menschen bewusst.

Wenn dann doch zuhause der Herd angeschaltet wird, dann greift man zielsicher in die Trickkiste und bereitet Tiefkühl- oder Dosenkost zu. Der Aufwand ist gering, die Mahlzeiten sind schnell zubereitet, sodass langwieriges Kochen der Vergangenheit angehört. Grundsätzlich sind diese Speisen nicht schlecht, sofern sie nicht bereits vorgegart und mit Zucker, Fetten und Zusatzstoffen angereichert sind.

Dosentomaten z.B. durften so lange reifen, bis sie am Feld rot geworden sind, und die volle Vitaminmenge entwickeln konnten. Auch naturbelassenes Tiefkühlgemüse ist in Ordnung. Aber Vorgegartes wie z.B. Letschogemüse oder Rahmgemüse ist durch Zucker- bzw. Fettzugaben leider oft eine Kalorienbombe die man völlig übersieht.

4. Der Energiehaushalt des Körpers

Aufgrund des Mechanismus, wie der Körper die, durch Nahrung zugeführten Kalorien verwertet, lassen sich einerseits die Entstehung von Übergewicht und andererseits die häufigen Misserfolge von Diäten erklären. Der Energieverbrauch des Körpers wird durch 3 Faktoren bestimmt:

1. Grundumsatz: Der Grundumsatz ist die Energie, die zum Aufrechterhalten aller Körperfunktionen in Ruhe benötigt wird. Er macht 50-70 % des gesamten Energieverbrauchs aus. Die Höhe des Grundumsatzes hängt in erster Linie von der Muskelmasse ab, da die Muskulatur den Löwenanteil der Energie verbrennt.

- Der Grundumsatz eines Menschen nimmt mit dem Älterwerden ab. Ein Grund dafür ist der Rückgang der Muskelmasse, aber auch viele Stoffwechselvorgänge laufen mit zunehmenden Alter 'langsamer' ab und verbrauchen somit weniger Energie. Bei Menschen mit Bewegungsmangel nimmt der Grundumsatz durch den Rückgang der Muskulatur bereits in jungen Jahren ab. Dazu kommt, dass auch der bewegungsabhängige Energieverbrauch stark reduziert wird. Dies ist an der Gewichtszunahme, die nach einer Reduktionsdiät ohne begleitenden Sport durchgeführt wurde, zu sehen, wo sie zunehmen, sobald sie wieder normale Portionen wie früher essen.

- Die nachfolgende Grafik zeigt wie der Energieverbrauch eines Menschen bis zum Erreichen der vollen Körpergröße zuerst zunimmt und danach kontinuierlich abnimmt.

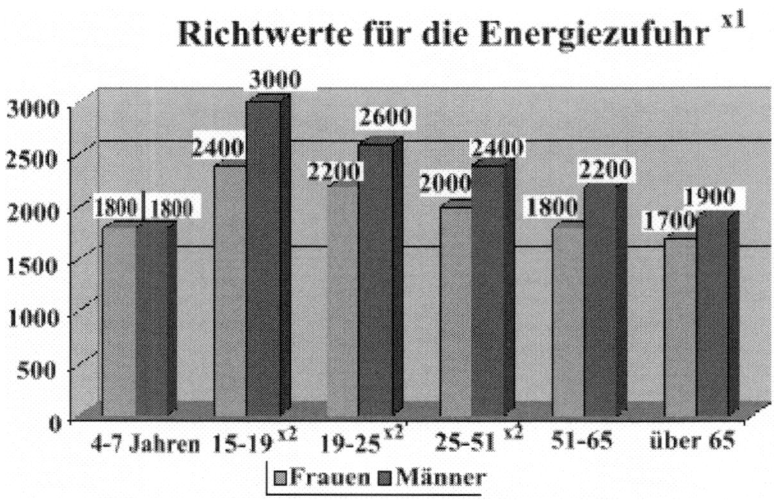

(nach DGE " Empfehlungen für die Nährstoffzufuhr" 5. Überarbeitung 1991; Frankfurt/Main: Umschau Verlag, S.22)

*1: die empfohlene Energiezufuhr bzw. die Angaben des Energieverbrauchs sind stark verallgemeinert und orientieren sich an Personen mit durchschnittlicher Größe und Gewicht

*2: die Werte gelten für Personen mit vorwiegender sitzender Tätigkeit (Leichtarbeiter). Für andere Berufsschweregruppen sind folgende Zuschläge erforderlich: Mittelschwerarbeiter: 600 kcal.;Schwerarbeiter: 1200 kcal.; Schwerstarbeiter: 1600 kcal.

Nahrungsabhängiger Verbrauch

Mit diesem Verbrauch wird die Energie bezeichnet, die der Körper aufwenden muss, um die aufgenommene Nahrung zu verwerten. Diese Komponente macht etwa 6-10 % des gesamten Energieaufwandes aus. Im Gegensatz zu der Verwertung von Kohlenhydraten, wo der Körper relativ viel Energie aufwenden muss, werden aufgenommene Nahrungsfette vom Organismus mühelos in Körperfett umgewandelt, was wiederum die Problematik einer fettreichen Ernährung unterstreicht.

Arbeitsumsatz

Der Arbeitsumsatz ist jene Energie, die wir für Bewegung aufwenden. Durch sportliche Aktivität kann der Arbeitsumsatz gesteigert werden.

Verändertes Ernährungsverhalten

In den letzten 100 Jahren haben sich die Ernährungsgewohnheiten vor allem in den entwickelten Industrieländern grundlegend verändert. Diese Veränderungen stehen nach wissenschaftlichen Erkenntnissen in einem direkten Zusammenhang mit der Zunahme der Übergewichtsproblematik in diesen Ländern. So bestand die Nahrung noch um 1900 in

Österreich aus 60-70 % Kohlenhydraten und 20-25 % Fett.
Heute dagegen wird viel mehr Fett verzehrt. So stammen ca. 40-45 % der gesamten Nahrungsenergie aus Fett und dies überwiegend aus Fett tierischer Herkunft.

Außerdem besteht heutzutage der Kohlenhydratanteil, der ebenfalls zwischen 40-45 % liegt, zunehmend aus minderwertigen Kohlenhydraten (ohne Vitaminen und Mineralstoffen) wie z.B. Industriezucker und nicht wie früher ausschließlich aus Kartoffeln und Getreideprodukten.

Weiterhin war der Anteil des Arbeitsumsatzes am menschlichen Energiehaushalt um die Jahrhundertwende größer als heute. Außerdem nehmen sich heute viele Menschen kaum noch richtig Zeit für das Essen, es muss alles schnell gehen, was den Erfolg von fett-und kalorienreichem Fast-Food erklärt.

Bewegungsmangel

In den letzten 20-30 Jahren ist der Anteil der Energie, die wir für Bewegung aufbringen (= Arbeitsumsatz), um durchschnittlich 200 bis 400 kcal zurückgegangen. Leider führt aber gerade diese fehlende körperliche Aktivität in zweifacher Hinsicht zu einer positiven Energiebilanz, d.h es werden mehr Kalorien aufgenommen, als man tatsächlich verbraucht.

Erstens werden durch den Bewegungsmangel weniger Kalorien vom Körper verbrannt. Zweitens, und dies ist auf Dauer noch gravierender, baut der Körper bei zu wenig körperlicher Aktivität Muskelmasse ab, was zum einen die Bildung von Fettzellen fördert und zum anderen den Grundumsatz senkt, was wiederum die Entstehung von Übergewicht begünstigt.

So ist der Bewegungsmangel einer der Hauptursachen für die Zunahme von Übergewicht in den westlichen Industrienationen, und dies gilt insbesondere für die steigende Zahl von übergewichtigen Kindern in Mitteleuropa und den USA.

Denn selbst die Kinder bewegen sich in unserer modernen Gesellschaft immer weniger. Statt Versteckspielen, Seilhüpfen oder Rollschuhlaufen verbringen die Kids von heute den Tag lieber vor dem Fernseher bzw. vor dem Computer. In England beispielsweise schaut ein Kind durchschnittlich 26 Stunden pro Woche fern.

Weil heutzutage glücklicherweise Maschinen zum größten Teil die körperlich anstrengende Arbeit übernehmen und somit den Arbeitsalltag erleichtern, liegt es in unserer Hand, wie wir uns in der Freizeit körperlich fit halten, d.h. Sport treiben.

5. Ernährungswissenschaftliche Hintergründe

Es gibt unzählige Ernährungsratgeber und Sachbücher zum Thema Ernährung. Bei vielen bekommt man das Gefühl, zuerst Ernährungswissenschaften studieren zu müssen, bevor man es versteht.
Ich möchte versuchen, Dir einen, für den Hausgebrauch geeigneten, Überblick zu geben.

Wenn Du Dich mit Ernährung schon länger beschäftigst, hast Du sicherlich schon unterschiedliche Ernährungspyramiden gesehen und die verschiedensten Thesen gehört. Wie kommt das?

Warum soll man bei dem Einen 3 Mahlzeiten essen, bei einem Anderen wiederum Zwischenmahlzeiten?

Warum soll man bei Manchen zwischen Kohlenhydraten und Eiweißen trennen und bei wieder Anderen nur Eiweiße essen?

Warum sagt jemand – Fett macht nicht fett, sondern Zucker, und wieder ein Anderer sagt, Zucker ist ok, aber fettreduziert?

Meine Erklärung dafür liegt in einer Aussage eines Arztes, der mich im Rahmen meiner Ernährungsausbildung unterrichtete. Er meinte: „Das

Auto ist eine Maschine, die vom Menschen gebaut wurde, daher kann ein Automechaniker genau sagen, wie sie funktioniert. Der Mensch wurde nicht vom Menschen geschaffen, und daher wissen wir auch noch nicht genau, wie er funktioniert."

Die Wissenschaft ist lebendig, und die Erkenntnisse, die daraus gewonnen werden, widerlegen eben manchmal vorangegangene Thesen.

Deshalb erhebe ich auch nicht den Anspruch darauf, die Erkenntnis schlechthin zu haben. Ich möchte Dir lediglich einige Grundinformationen näherbringen, damit gewisse Zusammenhänge leichter nach zu vollziehen sind, und Dich über die Methode informieren, mit der ich so viel abgenommen habe.

Nährstoffe – was sind sie und wofür brauchen wir sie?

Grundsätzlich unterscheiden wir zwischen Makro- und Mikronährstoffen.

<u>Zu den Makronährstoffen zählen</u>
Kohlenhydrate
Eiweiße
Fette

Zu den Mikronährstoffen zählen

Vitamine

Mineralstoffe

Spurenelemente

Die Makronährstoffe dienen uns vor allem als Energielieferant und als Körperbaustein. Die Mikronährstoffe sind zur Unterstützung bzw. Aufrechterhaltung verschiedener Stoffwechselvorgänge im Körper notwendig.

Kohlenhydrate – die Hauptenergiequelle

Kohlenhydrate sind der Hauptenergielieferant des Körpers.

Man unterscheidet grundsätzlich zwischen:

- Einfachzucker/Monosacharide (Traubenzucker, Fruchtzucker, Schleimzucker)
- Zweifachzucker/Disacharide (z.B. Haushaltszucker, Honig)
- Mehrfachzucker/Polysacharide (z.B. Getreide, Brot, Reis, Kartoffeln, Hülsenfrüchte)

Um als Energie für den Körper bereitgestellt werden zu können, wird jegliche Form von Kohlenhydraten in Einfachzucker zerlegt. Das erfolgt mittels Enzymen, die schon im Mund eingesetzt werden, und dann weiter im Magen, Bauchspeicheldrüse bzw. Dünndarm ihre Arbeit weiterführen. Einfachzucker (Glucose) wird sowohl in der Leber, als auch in der Muskulatur gespeichert. In der Muskulatur wird der gespeicherte Zucker (Glycogen) als Treibstoff für jegliche Form der Muskelbewegung verwendet. Der gespeicherte Zucker in der Leber dient als Hauptzuckerlieferant für das Gehirn, welches nicht ohne Zucker leben kann, und zur Regulation des Blutzuckerspiegels. Unser Körper benötigt also Kohlenhydrate, und zwar regelmäßig, um Leistung bringen zu können und um das Gehirn am Leben zu erhalten.

Aber – auf die Qualität und die Zusammensetzung kommt es an. Du hast sicher schon die Begriffe Glykämischer Index oder Glykämische Last gehört. Diese geben Aufschluss darüber, wie hoch der Blutzucker nach dem Konsum des jeweiligen Lebensmittels ansteigt.

Wie funktioniert das? Warum ist das wichtig? Und was hat das mit der Qualität zu tun?

Einfachzucker, wie der Name schon sagt, besteht aus lediglich einem Zuckermolekül, Zweifachzucker aus zwei Zuckermolekülen und Mehrfachzucker aus mindestens drei Zuckermolekülen.
Wir haben bereits festgestellt, dass im Körper jedes Kohlenhydrat mittels Enzymen in einen Einfachzucker zerlegt wird, und dass dieser Einfachzucker dann als Energielieferant dient. Sobald das Kohlenhydrat also als Einfachzucker vorhanden ist, kann es in die Zellen

aufgenommen werden. Transportiert wird es im Blut. Daher steigt der Blutzuckerspiegel an.

Das ist jedoch gefährlich, denn besonders die Adern mögen die enormen Zuckermengen nicht. Ist zuviel Zucker in den Arterien vorhanden, vernetzen sich die Zuckermoleküle in den Blutbahnen mit Eiweißmolekülen, diese Gespinste bleiben an den Wänden hängen. Die Adern verkalken, Arteriosklerose entsteht. Zudem lässt der hohe Zuckeranteil das Blut zu schnell gerinnen. Die Folge: Kleine Blutgerinnsel lösen sich langsamer auf, sie verstopfen die Adern. Sind Blutbahnen im Gehirn oder am Herzen betroffen, drohen Schlaganfall oder Herzinfarkt.
Daher wird der Zucker so schnell wie möglich aus dem Blut in die Muskel- bzw. Leberzellen transportiert. Dies erfolgt durch ein Hormon, das in der Bauchspeicheldrüse produziert wird – das Insulin. Insulin hat die Aufgabe, den Zucker so schnell wie möglich wieder aus dem Blut zu entfernen. Wenn nun etwas sehr Süßes gegessen wird, wo viele Einfach- bzw. Zweifachzucker enthalten sind, die dem Körper sehr schnell zur Verfügung stehen, wo der Verdauungstrakt also nicht lange arbeiten muss, bis der Zucker in Einzelteile zerlegt ist, steigt der Blutzuckerspiegel sehr schnell an, und es wird viel Insulin ausgeschüttet, damit der Zucker möglichst schnell in die Zellen und raus aus dem Blut kommt. Manchmal wird mehr Insulin ausgeschüttet, als notwendig wäre, um die aufgenommene Zuckermenge

in die Körperzellen zu transportieren. Dann fällt der Blutzuckerspiegel rasch ab. Das wiederum ist ein Alarmsignal für den Körper, denn das Gehirn kann wie bereits erwähnt nicht ohne Zucker leben, und ein Abfallen des Blutzuckerspiegels bedeutet, dass die Leber ihre Zuckerreserven ans Gehirn liefern muss, damit dieses versorgt ist.

Also erzeugt der Körper als Gegenmaßnahme Heißhunger – meist auf Süßes oder Kohlenhydrat haltiges, damit der niedrige Blutzuckerspiegel schnell wieder ausgeglichen wird – und der Teufelskreis hat begonnen.

Deshalb ist die Qualität bzw. Zusammensetzung der Kohlenhydrate so wichtig. Vollkornprodukte, Kartoffeln, Gemüse, Vollkornreis etc. bestehen aus langkettigen Zuckerverbindungen. D.h. es sind sehr viele Zuckermoleküle vorhanden, die eine Verbindung eingegangen sind, und die im Verdauungstrakt erst mühselig aufgespalten werden müssen.

Vollkornprodukte bestehen also aus sehr vielen Zuckermolekülen, und der Verarbeitungsprozess im Körper, in dem diese Zuckermoleküle in Einzelzucker zerlegt werden, dauert zwischen 3 und 4 Stunden. Nachdem die Einfachzuckermoleküle immer nur eines nach dem anderen von der ganzen Molekülkette abgetrennt werden können, steigt der Blutzuckerspiegel nicht so rasant, sondern sehr langsam und moderat an, und dies über eben diese 3 – 4 Stunden. D.h. es kommt während dieser Zeit kein Alarmsignal, dass der Blutzuckerspiegel zu niedrig wäre, weil ja Stück für Stück einzelne Zuckermoleküle von dem Mehrfachzucker abgetrennt und als Einfachzucker zu den Körperzellen transportiert werden – damit bleibt der Blutzuckerspiegel relativ gleichmäßig.

Welche Funktion haben Ballaststoffe?

Ein zusätzlicher Aspekt kommt bei Vollkornprodukten noch zum Tragen – die Ballaststoffe.
Ballaststoffe sind Zelluloseverbindungen die erst im Dickdarm, also am Ende des Verdauungstraktes teilweise verstoffwechselt werden können.
Nehmen wir ein Getreidekorn. Es besteht im Wesentlichen aus drei Teilen – der Schale, dem Mehlkern und dem Keim. Der Teil, aus dem der Einfachzucker gewonnen wird ist die Stärke des Mehlkerns.

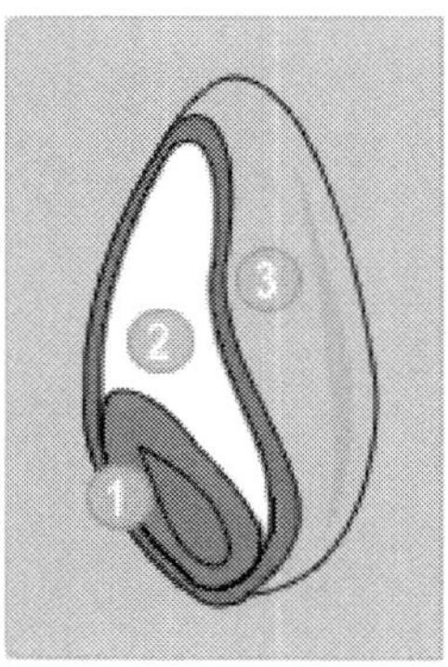

Bildquelle:
http://www.dayvita.de/ballast_reich.html

1) Keim
2) Mehlkern
3) Schale

Bei Weißmehl, wird lediglich die Stärke verwendet. Und durch die Verarbeitung wurden die Molekülketten bereits manipuliert und aufgebrochen. D.h. die Stärke kann rascher zu Einfachzucker umgewandelt werden. Verwendet man das ganze Korn, ist die Schale vorhanden, die den Mehlkern und den Keim schützt. Es schützt den Mehlkern aber nicht nur vor Umwelteinflüssen (Regen, Hagel, Wind etc.) sondern auch vor der Aufspaltung in unserem Verdauungstrakt. D.h. es gehören wesentlich mehr Arbeitsschritte dazu, die Stärke in Einfachzuckern aufbrechen.

Die Zelluloseverbindungen des Kerns können erst im Dickdarm durch dort vorhandene Bakterien teilweise verstoffwechselt werden. Normalerweise wird der Speisebrei zuerst durch das Kauen im Mund, und dann durch die Peristaltik (Bewegung) im Magen zerkleinert, und zu einem feinen Brei verarbeitet, der im Dünndarm durch Enzyme aufgespalten wird. Die gewonnenen Nährstoffe werden dann durch das Blut in die Körperzellen transportiert. Die nicht verwertbaren Teile kommen weiter in den Dickdarm und kommen später im Enddarm als Kot zur Ausscheidung. Durch den Konsum von Ballaststoffen, z.B. durch den Verzehr von Vollkornprodukten und Gemüsen, erhöht sich das Speisebreivolumen.

Dadurch wird die Darmtätigkeit angeregt. Die Bakterien, die im Dickdarm für eine teilweise Verwertung der Ballaststoffe sorgen, binden Wasser, wodurch der Kot weicher wird.

Ballaststoffe sorgen also nicht nur dafür, dass es länger dauert, bis die Nahrung verdaut wird, und damit der Blutzucker nur wenig ansteigt. Durch das größere Nahrungsvolumen entsteht eine größere Sättigung. Durch die höhere Darmtätigkeit wird der Darm gesund erhalten (Vorbeugung gegen Darmkrebs),

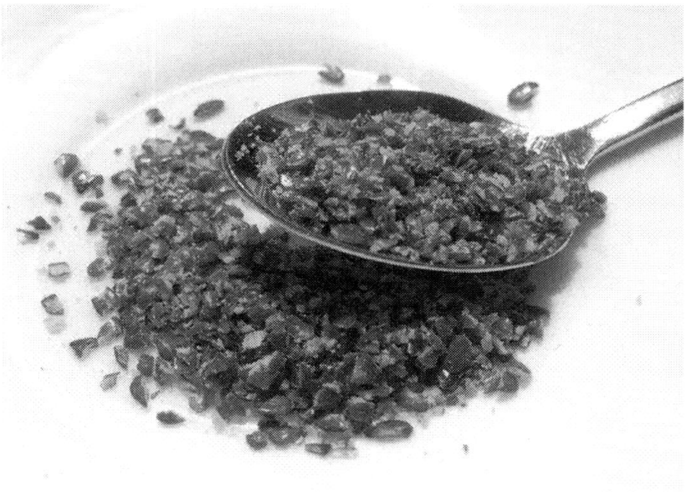

und durch die Bindung von Wasser die Ausscheidung erleichtert, und Hämorrhoiden vorgebeugt.
Wichtig: die empfohlene Menge an Ballaststoffen pro Tag liegt bei einem Erwachsenen bei ca. 30g. Trinke dazu genügend Wasser! Mind. 1,5 – 2l täglich!

Tabelle: Ballaststoffgehalt ausgesuchter Nahrungsmittel

Quelle:

http://dgk.de/gesundheit/ernaehrung/ballaststoffe.html

Nahrungsmittel	Portion in g	Ballaststoffgehalt in g
Weizenvollkornbrot	100	7,5
Roggenvollkornbrot	100	7,7
Naturreis	60	2,0
Haferflocken	60	3,3
Weizenkleie	100	43
Weizenkeime	30	7,4
Zucchini	200	2,2
Tomate	200	3,6
Grüne Bohnen	200	3,8
Möhren, roh	200	4,8
Broccoli	200	6,0
Zuckermais	200	7,4
Grünkohl	200	8,4
Erbsen, grün	200	8,6
Kartoffeln	250	2,5
Erdbeere	100	2,0
Johannisbeere	100	6,8
Pflaume	150	2,6
Nektarine	150	3,3
Orange	150	3,3

Apfel mit Schale	150	3,5
Birne	150	4,2
Banane	150	4,7
Kiwi	150	5,9
Haselnuss ohne Schale	100	7
Leinsamen	100	36
Mandel ohne Schale	100	10
Sonnenblumenkerne	100	6

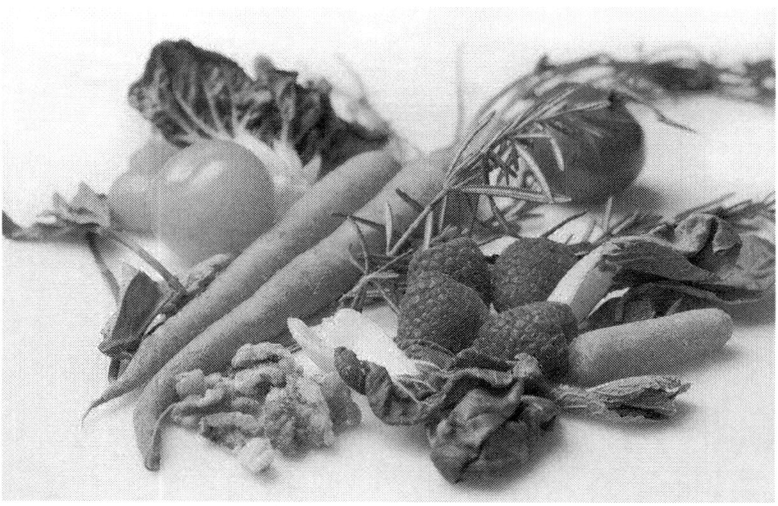

Obst und Gemüse, vor allem grünes Blattgemüse bzw. Salat und Rohkost

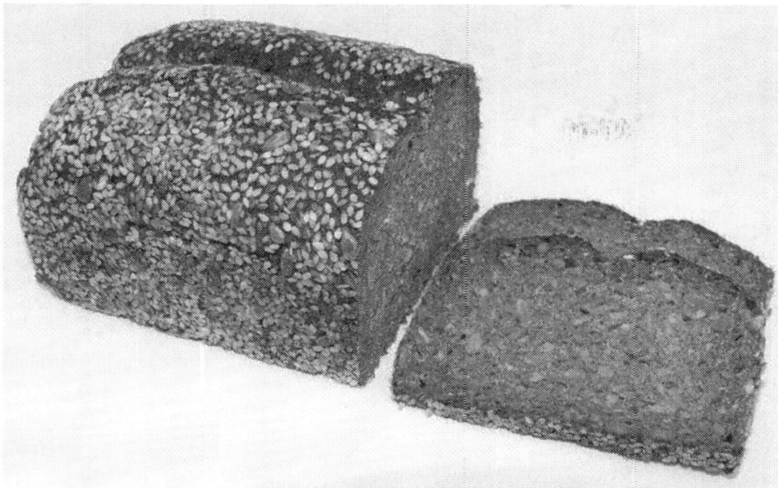

Vollkornprodukte - sowohl bei Brot als auch bei Nudeln und Reis. Vollkorn immer in Bio, weil die Pestizide an der Schale haften.

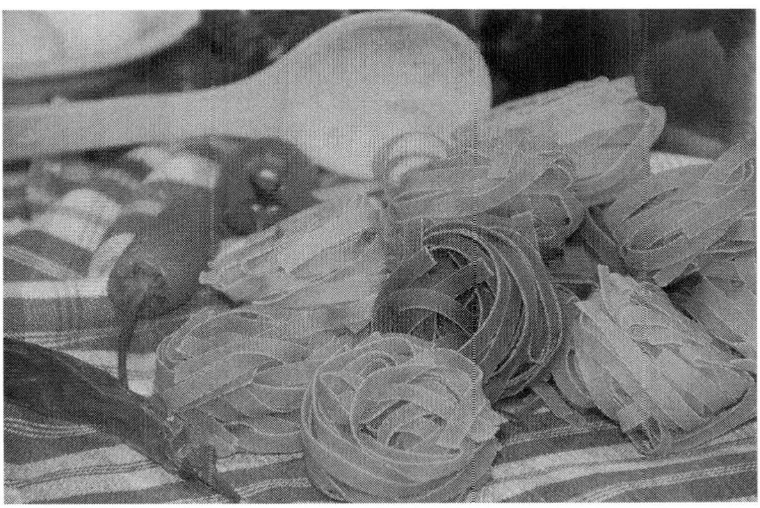

Eiweiße - Die ständige Ersatzteilproduktion in unserem Körper

Eiweiße/Proteine sind die Bausteine des Körpers. Sie können im Körper nicht gespeichert werden, und müssen laufend durch die Nahrung zugeführt werden. Eiweiße bestehen aus Aminosäureketten, die im Dünndarm in einzelne Aminosäuren aufgespalten werden, und durch das Blut zu den Körperzellen transportiert werden.
Eiweiße sind die Basisbausteine für die unterschiedlichsten Funktionen und Bereiche im Körper. Wie ein Legobausatz werden sie eingesetzt z.B. als:

- Als Stütz- und Gerüsteiweiß (ohne das Protein Keratin wächst kein Haar und kein Fingernagel)
- Kollagen und Elastin sind die Baustoffe für unsere Haut
- Proteine dienen auch als Baustoffe für Hormone
- Myosin und Actin sind die „Legosteine“ der Muskulatur
- „Transport-Proteine“ befördern den Sauerstoff aus den Lungen überallhin
- Eiweißkörper sind mitverantwortlich für z.B. Blutgerinnung, Bildung von Antikörpern etc.

Der menschliche Körper ist vergleichbar mit einer Fabrik mit unterschiedlichen Produktionsbereichen. So kann er auch die Eiweiße zu den unterschiedlichsten Aminosäuren umbauen, je nach dem, was gerade gebraucht wird. Es gibt 22 unterschiedliche Aminosäuren davon sind 8 essentiell (lebensnotwendig).

Wird über längere Zeit zu wenig Eiweiß über die Nahrung aufgenommen, kommt es zu Mangelerscheinungen, die sich wie folgt zeigen können:

- die körperliche und geistige Leistungsfähigkeit lässt nach
- Muskelabbau – Muskelschwäche
- Fettleber
- Haarausfall und brüchige Nägel
- die Fruchtbarkeit nimmt ab
- Beeinträchtigung des Immunsystems, leichter krankheitsanfällig
- Beschleunigung von Alterungsprozessen im Körper
- Schlaffe Haut, schlechtes Bindegewebe

Man unterscheidet zwischen pflanzlichen und tierischen Proteinen/Eiweißen.

Dabei spielt die Wertigkeit eine Rolle. Man geht vom Hühnereiweiß als Wertigkeit =100 aus, d.h. es wird festgestellt, wie viel Menge an Eiweiß notwendig ist, um

alle essentiellen Aminosäuren zu bilden im Verhältnis zur Eiweißmenge eines Hühnereis.
Die Kombination aus verschiedenen Lebensmitteln kann zu einer Erhöhung der Wertigkeit führen, sodass man insgesamt weniger, vor allem weniger tierisches Eiweiß, zuführen muss.
Lt. WHO (Weltgesundheitsorganisation) wird eine Tagesaufnahme von 0,8g Eiweiß/kg Körpergewicht empfohlen, d.h. ein Mensch mit 70kg sollte ca. 56g Eiweiß pro Tag über die Nahrung aufnehmen.

Eiweißhaltige Nahrungsmittel sind:
Fleisch
Fisch
Eier
Milchprodukte (Käse und Topfen)
Nüsse und Samen
Hülsenfrüchte (Soja, Bohnen, Linsen etc.)
Getreide

Eiweiß dient primär nicht als Energiequelle. D.h. wenn Sie genügend Kohlenhydrate aufnehmen, dann wird das Eiweiß für die oben beschriebenen Funktionen verwendet. Zuviel Eiweiß könnte auch in Zucker umgewandelt und dann gespeichert werden.

Wichtiger ist aber der Faktor, wenn Du zu wenig Eiweiß zuführst. Wie Du im Abschnitt über die Kohlenhydrate bereits gehört hast, kann das Gehirn ohne Zucker nicht auskommen. Wenn Du nun zu wenig Eiweiß zuführst,

dann wird Eiweiß aus den Muskelzellen in Zucker umgewandelt, zur Leber transportiert und so das Gehirn mit dem lebensnotwenigen Zucker versorgt.
Auch wenn Du Ausdauertraining machst, und den Körper strapaz erst, z.B. Halbmarathon etc. sind die Zuckerreserven, die in der Muskulatur gespeichert sind bald aufgebraucht. Werden dann während des Trainings keine passenden Kohlenhydrate (welche das sind findest Du im Teil Bewegung) zugeführt, muss aus den Körperreservoirs Zucker bzw. Energie für die weitere Leistungsfähigkeit gewonnen werden.

Natürlich werden bei einem Ausdauertraining nach dem Verbrauch des Muskelglycogens auch die Fettreserven angegriffen, aber die Umwandlung von Fett in Zucker, und die Bereitstellung des selbigen als Energie für den Körper dauert sehr lange.
Nachdem das Gehirn aber nicht so lange auf den Zucker warten darf, wird auch Muskelmasse abgebaut, und in Zucker umgewandelt, denn das ist zwar für den Körper auch aufwendig, geht aber schneller als bei Fett. Die Muskulatur ist aber der Teil des Körpers, den wir erhalten bzw. als Übergewichtiger aufbauen möchten, denn der Muskel verbraucht die Energie, und wir können durch mehr Muskelmasse mehr Energie verbrauchen, und somit unseren Grund- und Leistungsumsatz erhöhen.
Du siehst also – eine ausgewogene und richtige Zusammensetzung von Nahrung ist von grundlegender Wichtigkeit, um den Körper gesund und fit zu halten.

Einfach Zucker, Fett oder was auch immer weg zu lassen, weil irgend eine Diät das rät, ist nicht sinnvoll. Es kommt darauf an, wie viel Du Dich bewegst und welchen Sport Du machst, wie viel Du wiegst, wie Deine Körperzusammensetzung aussieht (Verhältnis Magermasse/Fettmasse), auf Dein Alter und einige andere Faktoren an.
Und Kräuter spielen ebenfalls eine entscheidende Rolle dabei. Denn Kräuter beinhalten sehr viele Mikronährstoffe, die den heutigen Lebensmitteln oftmals fehlen. Diese Mikronährstoffe sind aber wesentlich daran beteiligt, Verdauungsenzyme zu produzieren, damit die Nährstoffe auch wirklich aus Deiner Nahrung herausgefiltert werden können, und in die Zellen zur Versorgung gelangen.

Deshalb entsteht widersinnigerweise obwohl wir zuviele Kilokalorien in Form von Lebensmitteln zu uns nehmen eine Unterversorgung an Nährstoffen. Fertigprodukte wie Fertigpizza, Spagetti Carbonara etc. haben jede Menge Auszugsmehl, gehärtete Fette und teilweise Zucker zugesetzt. Damit nimmst Du in einer verhältnismäßig kleinen Portion eine enorme Kaloriendichte zu Dir. Du bist mäßig satt, hast aber Deinem Körper eine Ladung Nahrung zugefügt, die den Blutzuckerspielgel schnell ansteigen lässt. Die Nährstoffe, die in diesem Essen noch drin sind, können nur schwer vom Körper verstoffwechselt werden. D.h.

stell Dir ein Auto vor, das Du mit minderwertigem oder falschen Treibstoff fahren möchtest.
Es wird nicht die gewünschte Leistung erbringen,wird früher kaputt, ist anfälliger für Defekte und muss öfter in die Werkstatt.
Ähnlich ergeht es Deinem Körper. Er schreit förmlich nach Nährstoffen (gutem Treibstoff), bekommt aber Transfette, Zucker und minderwertiges Eiweiß. Also funktioniert einiges nicht mehr. Er übersäuert, st

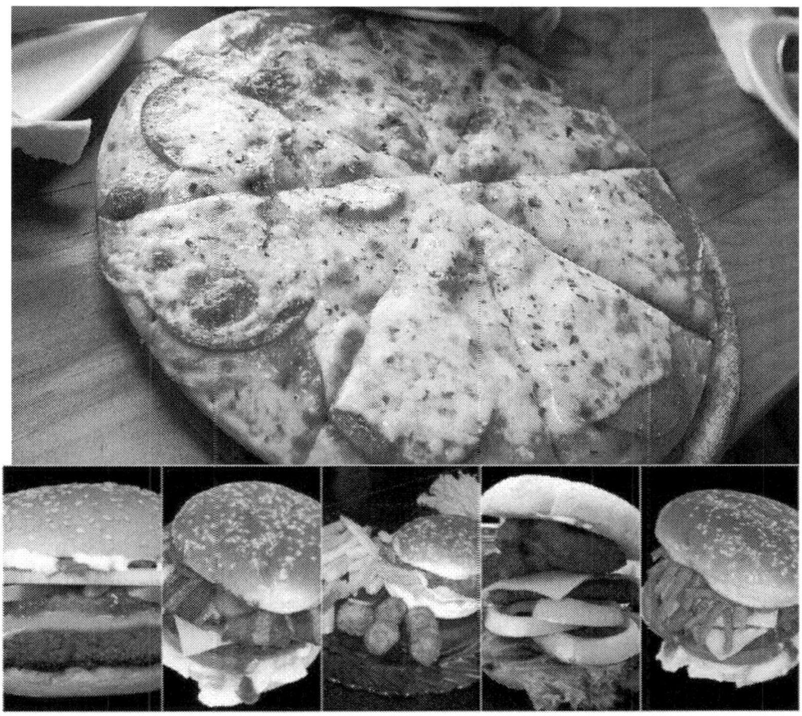

entzündungsanfällig, das Immunsystem funktioniert nicht gut. Es entstehen Allergien und häufiger Erkältungskrankheiten oder Gelenksschmerzen.

Kochst Du hingegen selbst und gibst Kräuter in Deine Nahrung, dann kann Dein Körper die Nährstoffe gut umwandeln, die Zellen versorgen. Die Selbstheilungskräfte werden angeregt, das Immunsystem gestärkt, die Fettverbrennung erhöht und

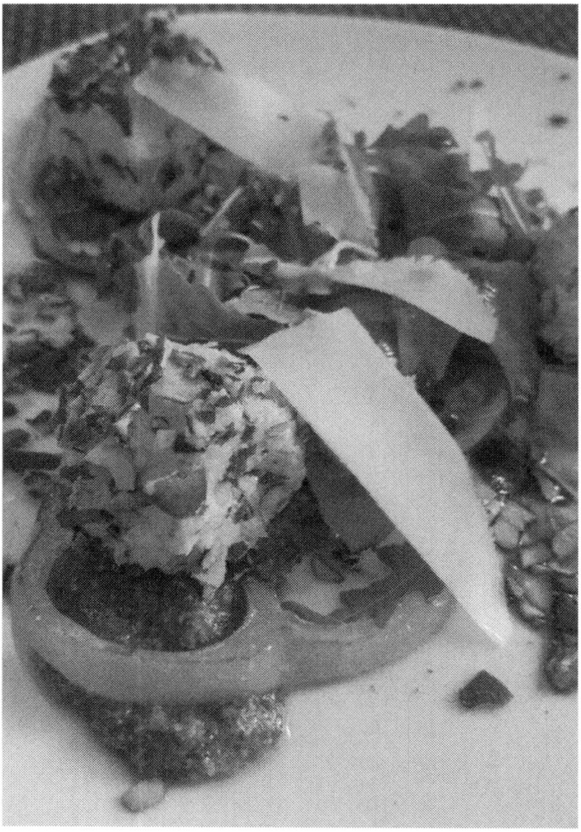

der Stoffwechsel kommt auch wieder in die Gänge.

Z.B. Polente-Käse Knödel in Kürbiskernen mit Rucculapesto, gegrillten Paprika und Ruccula-Wildkräuter Salat

Fett – Schutzmantel, Speicher, Energielieferant

Hyperlipidämien:

Hyperlipidämien = erhöhte Blutfette; treten dann auf, wenn eine erhöhte Konzentration von Fett im Blut besteht z.B.: erhöhtes Cholesterin, erhöhte Triglyceride oder es können auch beide Werte erhöht sein.

<u>Ursachen für Hyperlipidämien:</u>

- Stress, Rauchen
- Diabetes
- Bluthochdruck
- Übergewicht
- fettreiche Ernährung (viele gesättigte Fette)
- zu hoher Alkoholkonsum

Cholesterin:

Cholesterin ist eine fettähnliche Substanz und Bestandteil tierischer und menschlicher Zellen. Es dient dem Körper als Baustoff für Hormone und Gallensäuren. Cholesterin wird vom Körper selbst produziert, also wäre nicht unbedingt notwendig es mit der Nahrung zuzuführen.
Nahrungscholesterin kommt vor allem aus tierischen Lebensmitteln wie Fleisch- und Wurstwaren, Käse, Butter oder Eidotter.
Nur etwa 50% des aufgenommenen Nahrungscholesterins werden resorbiert, der Rest wird mit dem Stuhl ausgeschieden.

Cholesterin kommt in Körper in zwei Formen vor:

- HDL-Cholesterin (High Density Lipoprotein): "gutes" Cholesterin
  HDL nimmt überschüssiges Cholesterin auf und transportiert es von den Geweben zur Leber zurück. HDL kann dabei auch Cholesterin aus arteriosklerotischen Plaques aufnehmen. So verringert es Gefäßablagerungen.
- LDL-Cholesterin (Low Density Lipoprotein): "schlechtes" Cholesterin
  LDL transportiert Cholesterin von der Leber zu Körpergeweben. Dort wird das Cholesterin gebraucht, um verschiedene Hormone und auch Vitamin D herzustellen. LDL kann Cholesterin auch im Blut abgeben, wo es sich dann in Form von Arteriosklerose an den Gefäßwänden ablagert. Das geschieht verstärkt, wenn zu viel Cholesterin vorhanden ist, das der Körper nicht verwerten kann.

Fettsäuren:

- Gesättigte Fettsäuren (SFA, GFS)
  Diese Fettsäuren rufen eine sehr ausgeprägte Cholesterinerhöhung hervor. Es ist erwiesen, dass eine Reduktion des Fettgehaltes in der Nahrung durch eine Senkung der gesättigten Fettsäuren, die mit Abstand wichtigste Maßnahme zur Senkung erhöhter Blutfette ist.
  Vorkommen: Butter, Milchfett, Kokosfett, Schweineschmalz, Palmöl, Gans, Innereien, fettes Fleisch, fette Wurstsorten, Speck,

Leberkäse, Streichwurst, Mayonnaise und Kuchen, Schokolade und Käse (weniger in mageren Sorten)

- Einfach ungesättigte Fettsäuren (MUFA, MUFS)
  Diese Fettsäuren können den Gesamt- und LDL-Cholesterinspiegel und auch die Triglyceride signifikant senken. Das HDL-Cholesterin hingegen bleibt weitgehend unbeeinflusst. Einfach ungesättigte Fettsäuren sollten anstatt der gesättigten Fettsäuren eingesetzt werden. Vorkommen: Olivenöl, Rapsöl, Nussöl, Maiskeimöl, magere Fleischsorten vom Schwein, Rind, Kalb, Huhn, Pute, Schinken ohne Fettrand, magere Käsesorten unter 35% F.i.Tr. und fettarme Milchprodukte.
- Transfettsäuren
  Trans-Fettsäuren kommen natürlich kaum vor. Sie stammen aus chemisch gehärtetem Fett (Margarine, Backfett und daraus hergestellte Produkte) und sind auch in sehr geringen Mengen Milch und Milchprodukten enthalten. Die wichtigste Transfettsäure ist die Elaidinsäure. Sollte die Zufuhr über 10 bis 20 g/d liegen, verhalten sich diese Fettsäuren wie gesättigte Fettsäuren und es kommt zu einem Anstieg von Gesamt- und LDL-Cholesterin und auch zu einer Senkung des HDL-Cholesterins.
- Mehrfach ungesättigte Fettsäuren (PUFA, PUFS)
  Kommen vor allem in pflanzlichen Ölen vor. Omega 3-Fettsäuren: beeinflussen die

Serumtriglyceride zu erreichen.
Vorkommen: Maiskeimöl, Sojaöl, Sonnenblumenöl, Distelöl, fettreiche Fische wie Makrele, Hering, Lachs, Forelle und Thunfisch.

- Omega 6-Fettsäuren: sollten anstatt gesättigter Fettsäuren eingesetzt werden und senken den Gesamt- und LDL-Cholesterinspiegel.
Vorkommen: Leinöl, Traubenkernöl, Schwarzkümmelöl

Zufuhrempfehlungen:

- Gesättigte Fettsäuren: nicht mehr als 7 - 10% der Gesamtenergiezufuhr
- Einfach ungesättigte Fettsäure: 10 - 15% der Gesamtenergiezufuhr
- Mehrfach ungesättigte Fettsäuren: nicht mehr als 7 - 10% der Gesamtenergiezufuhr

Triglyceride:

Durch erhöhte Triglyceride wird verstärkt Plaque an den Gefäßwänden gebildet, wodurch es zur so genannten "Gefäßverkalkung" kommt. Diese erhöht das Risiko für Herz-Kreislauferkrankungen immens.

Wie entstehen erhöhte Triglyceride?

- große Mengen an süßen Speisen und Getränken (wie Zucker, Honig, Marmelade, gezuckerte Getränke - auch pure Fruchtsäfte und Mehlspeisen)
- Alkohol
- Ernährung mit zu vielen gesättigten Fettsäuren

Tipps:

- Zigaretten und Stress vermeiden oder reduzieren! z.B. Atem- und Entspannungsübungen wie Yoga, Autogenes Training, Qigong etc.
- Regelmäßige Bewegung (1/2 Stunde täglich) ist wichtig und kann das HDL-Cholesterin günstig beeinflussen. Vor allem Ausdauerbewegung wie Radfahren, Laufen, Walking, Wandern, Schwimmen etc.
- Ausreichend Flüssigkeit: 1,5 - 2 Liter/Tag. Am besten ungesüßte Kräutertees, Mineralwasser, Leitungswasser. Weglassen von gezuckerten Limonaden, puren Frucht- und Obstsäften und Alkohol (Alkohol hat viele Kalorien, ist appetitanregend und führt zu einer Erhöhung des Triglyceridspiegel).

Wo liegt der Hase im Pfeffer begraben?

Es spielen dabei mehrere Faktoren zusammen, und wie so vieles ist auch führenden Wissenschaftlern noch nicht alles bekannt. 4 Faktoren haben sich allerdings als ausschlaggebend herausgestellt:

Ernährung
Bewegung
Energiebilanz
Körperzusammensetzung

Ernährung

Die Ernährung der Menschen wurde bis vor einigen Jahrzehnten durch die Bioverfügbarkeit von pflanzlicher und tierischer Nahrung limitiert.
Durch die fortschreitende Industrialisierung sind Lebensmittel enorm umfangreich und preisgünstig geworden, und nahezu nahtlos verfügbar.

Durch die laufende Grundversorgung an Lebensmitteln und der fehlenden Abhängigkeit durch die Bioverfügbarkeit der Lebensmittel, entfallen die Perioden des Nahrungsmangels, wie sie früher herrschten.
Die ständige Angebotsvielfalt hat im Durchschnitt eine zu hohe Lebensmittelzufuhr und damit eine zu hohe Nahrungsenergieaufnahme zur Folge.

Die Ernährung im deutschsprachigen Raum Ende des 20. Jahrhunderts ist geprägt durch eine Über- und Fehlernährung mit einem durchschnittlich zu hohem Fettverzehr, vor allem an tierischen Fetten, sowie einer zu hohen Aufnahme an Zucker und zuckerhaltigen Lebensmitteln zu Lasten komplexer Kohlehydraten. (Ernährungsbericht 1996, Kluhte et al. 1999).

Das Kuriose dabei ist, dass bei einer vorliegenden Überernährung gleichzeitig auch eine Mangelernährung besteht.
Denn das zu viel aufgenommene Fett kann ungleichmäßig leichter vom Körper gespeichert werden, als z.B. Kohlehydrate und Eiweiße, für deren Verdauung der Körper dreimal mehr Energie aufwenden muss.
Darüber hinaus wird dem Körper ein Überangebot an einfachen, wenig abwechslungsreichen Kohlenhydraten, die leicht in Zucker umgewandelt, und somit leicht gespeichert werden können, zugeführt. Gleichzeitig kommt es zu einer verminderten Zuführung von vitaminreicher, ballaststoffreicher Kost wie frischem Obst, Gemüse und Vollkorngetreide.

Der Körper schreit also regelrecht nach Nährstoffen, wird aber gleichzeitig mit hochkalorischen, nährstoffarmen Lebensmitteln zugeschüttet.

6. Grundsätzliche Unterscheidung der Kräuter und der Darreichungsform

Grundsätzlich unterscheiden wir drei Formen von Kräutern, die Anwendung und Hilfestellung beim Abnehmen finden.

- Küchenkräuter
- Gartenkräuter
- Wildkräuter

6.1. Die klassischen Küchenkräuter und ihr Beitrag zum Abnehmen

Kresse greift gezielt unsere Fettpölsterchen an und ist somit eine optimale Diät-Unterstützung. Kresse unterstützt durch seine Senföle ebenfalls die Verdauung und löst Darmblockaden. Außerdem ist das Kraut reich an Vitamin C. Sie schmeckt scharf und aromatisch. Am besten passt sie in Topfenaufstriche, auf Spiegeleier, in Salate und Suppen.

Kresse

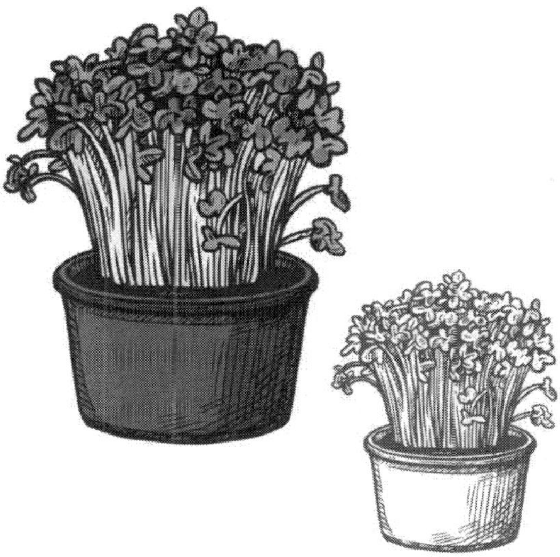

Oregano

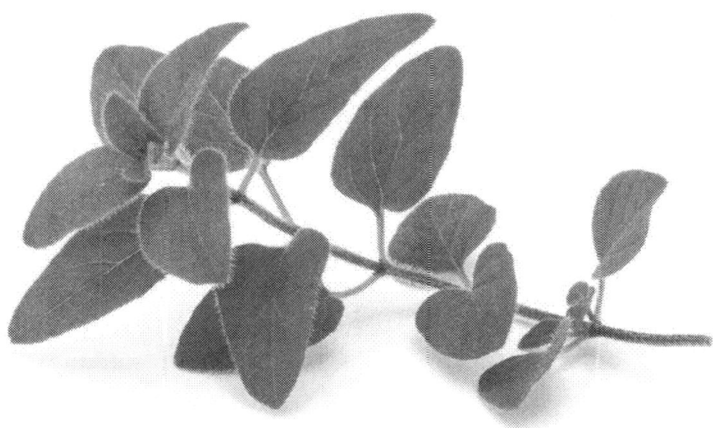

Das vor allem in Italien beliebte Gewürz ist äußerst magenfreundlich und regt die Darmflora an. Die scharfwürzigen bis bitter-herben Blätter unterstützen ebenfalls die Leber. Die Bitterstoffe sind nicht nur basenbildend, sie sind aufgrund ihres aromatischen Geschmacks herrlich einzusetzen in Gemüsegerichten, Salaten und Suppen.

Basilikum

Basilikum besitzt aufgrund der reichlich vorhandenen

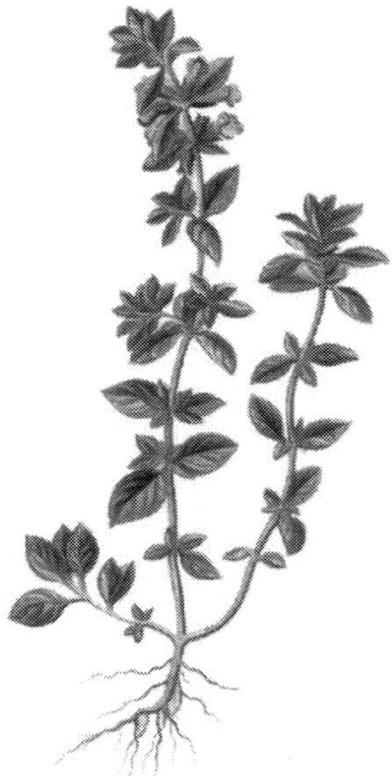

Gerbstoffe eine anregende Wirkung auf den Stoffwechsel. Es eignet sich gleichermaßen als Gewürz auf Broten, in gekochten Gerichten, zum Darüber streuen auf Suppen und Salaten, wie auch als Teeaufguss. Basilikum greift darüber hinaus unsere Fettreserven an und löst Wassereinlagerungen auf.

Dille

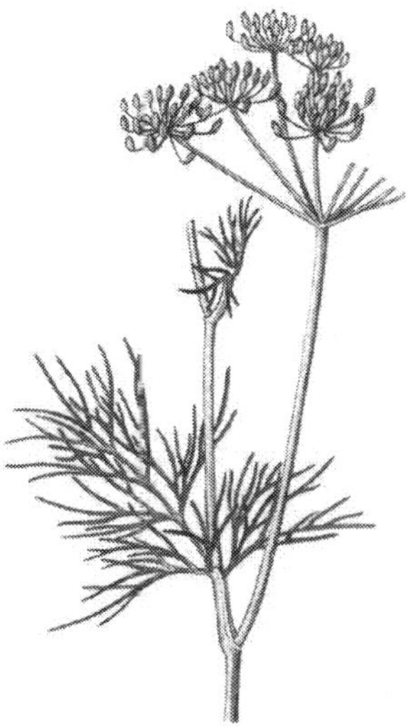

Dieses sehr aromatische Kraut fördert die Verdauung und seine ätherischen Öle wirken krampflösend. Schon die alten Ägypter würzten ihre Gerichte mit diesem, leicht nach Kümmel schmeckenden Kraut. Dille passt hervorragen zu Fisch, Gurken und Zucchini.

Rosmarin

Rosmarin wirkt anregend auf Kreislauf und Stoffwechsel, unterstützt die Magentätigkeit und zügelt den Appetit. Er regt den Gallefluss an, der für die

Fettverstoffwechslung essentiell ist und greift daher unsere Fettreserven an. Er hat eine ähnlich anregende Wirkung wie Koffein, mit dem Vorteil, dass er den Stoffwechsel anregt und nicht lahmlegt, wie beispielsweise Kaffee. Bei hohem Blutdruck vorsichtig einsetzen.

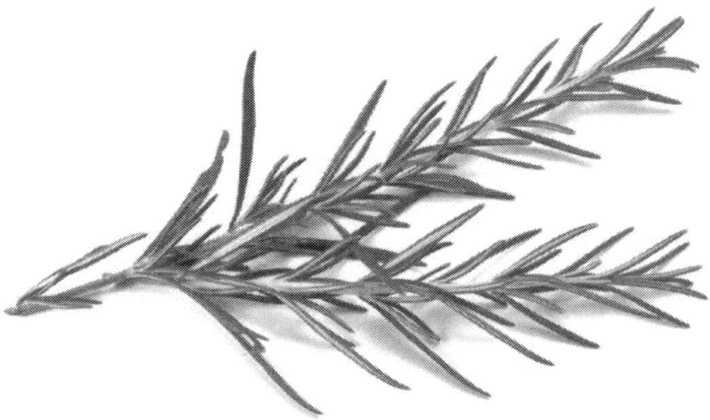

Thymian

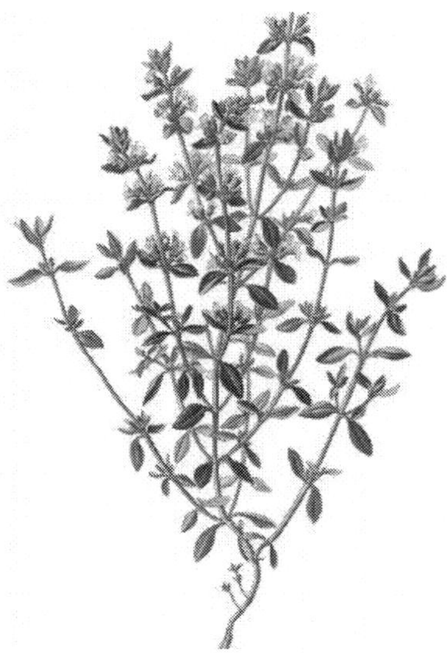

Eine Tasse frischer Thymiantee oder grüner Smoothie mit Thymian drin kurbeln die Fettverbrennung an. Durch seine ätherischen Öle und die Bitterstoffe hat der Thymian eine günstige Wirkung auf die Verdauungsorgane. Er hat eine appetitzügelnde Wirkung und beugt Heißhungerattacken vor. Thymian schmeckt als Tee oder auch als Gewürz vor allem in der mediterranen Küche, in Gemüseeintöpfen und Kräuteraufstrichen sehr gut.

6.2. Welche Gartenkräuter die Kilos purzeln lassen

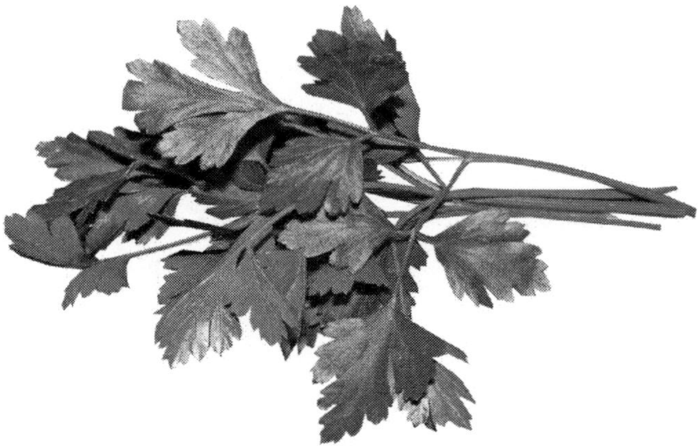

Petersilie

Unser beliebtes Küchenkraut hat einen positiven Einfluss auf die Fettverbrennung, was an dem hohen Vitamin-C-Gehalt liegt. Das Küchenkraut gibt es mit glatten und mit krausen Blättern. Es enthält viele Vitamine und Mineralstoffe und entwässert den Körper. Dies hat positive Auswirkungen auf die Straffung des Bindegewebes. Petersilie passt nahezu überall hin. Ein muss im grünen Smoothie, ideal in gekochten und kalten Gerichten, Salaten und zum Darüber streuen auf Broten.

Minze - Schokominze

Alle Varianten der Pflanze enthalten das frische Menthol, das den Leber- und Gallenfluss anregt. Außerdem nimmt es die Lust auf Süßes und beugt so Heißhungerattacken vor. Ich persönlich liebe Schokominze. Irgendwie schmeckt das Kraut wie After Eight nur ohne Zucker. Auf meiner Festerbank bei dem Wohnzimmersofa steht ein Stöckchen davon. Wenn ich Gusto auf Süßes habe, zupfe ich einfach einige Blättchen davon am, und genieße mein kalorienfreies After Eight.

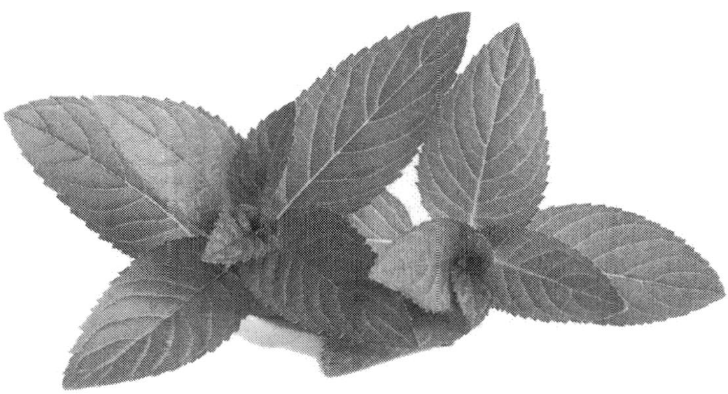

Kerbel

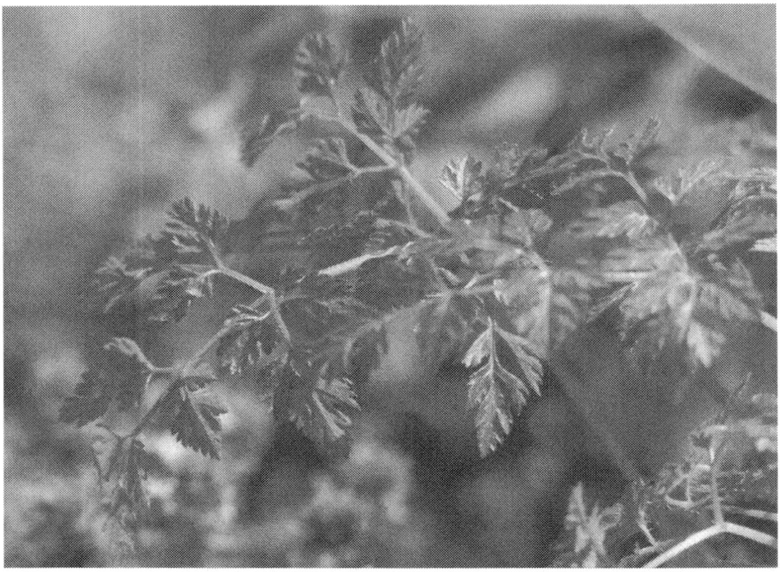

Kerbel wird beispielsweise für Entwässerungskuren angewendet. Er stammt aus Südrußland und ist leicht süßlich, würzig und ähnlich wie der Geschmack von Anis oder Fenchel. Die Bitterstoffe regen die Verdauung an, deshalb kann das Kraut als Tee auch leicht abführend wirken. Kerbel hat außerdem eine entgiftende Wirkung auf den Körper.

Schnittlauch

Das Zwiebel-ähnliche, würzig-frische Kraut enthält viel Vitamin C und die Senföle erhöhen den Kalorienverbrauch. Diese schlanken, grünen Stengel steigern die Fettverbrennung. Wie Petersilie passt auch Schnittlauch zu fast allem. Ich liebe ihn ganz einfach auf einem Butterbrot.

Er schmeckt aber auch gut zu Fleisch, Rührei, Kartoffeln, Nudeln, in Suppen und Salaten.

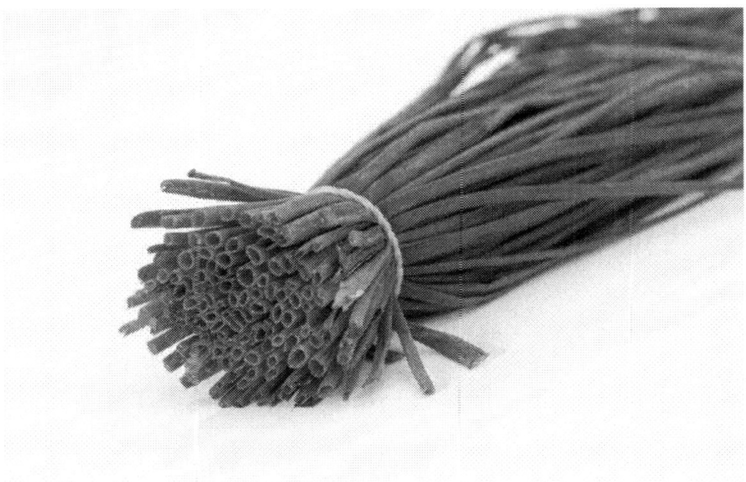

6.3. Wildkräuter - basisch, köstlich, wirksam gegen Fettpölsterchen

Beifuß

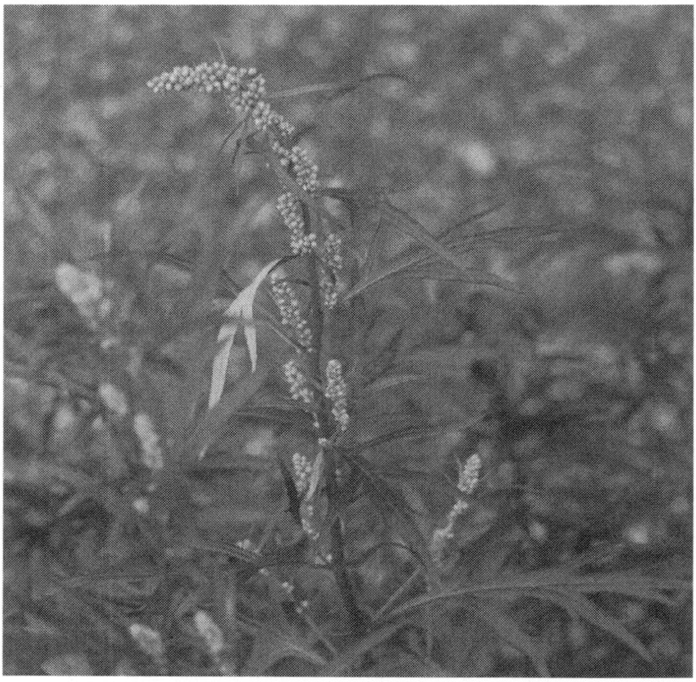

Beifuß ist leicht bitter und erinnert im Geruch an Minze und Wacholder. Dem Beifuß wird nachgesagt, dass er die Fettverbrennung gehörig ankurbelt und die Durchblutung anregt. Deshalb wurde Beifuß früher auch Gänsekraut genannt, weil man ihn gerne zu Gänsebraten verwendete, um das fettige Gericht leichter verdaulich zu machen. Getrockneten Beifuß kannst Du etwa einem Kräutersalz beimengen, und ihn so täglich zu Dir nehmen.

Löwenzahn

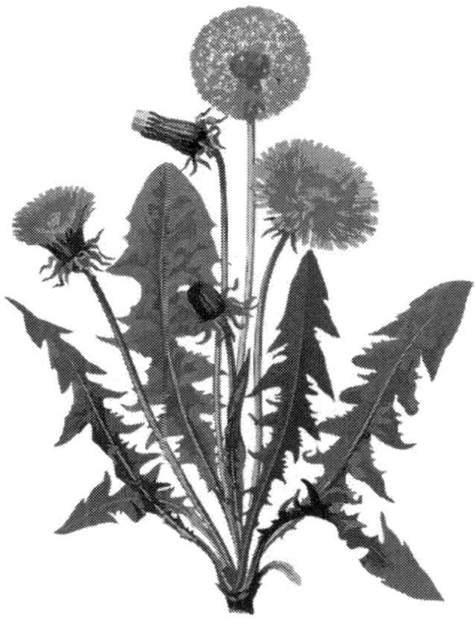

Die hohe Konzentration an Bitterstoffen regt sämtliche Verdauungsorgane sowie die Funktion der Leber und Nieren an. Löwenzahnblätter wirken harntreibend und führen zur Ausscheidung alter Schlacken. Der hohe Gehalt an Magnesium wirkt darüber hinaus beruhigend auf die Nerven. Die jungen zarten Blätter eignen sich gut für einen herben Salat. Die Blütenzungen hingegen haben einen süßlichen Geschmack und eignen sich ebenfalls ideal als Aufputz in Salaten oder als Beigabe in Kräutergetränken.

Brennnessel

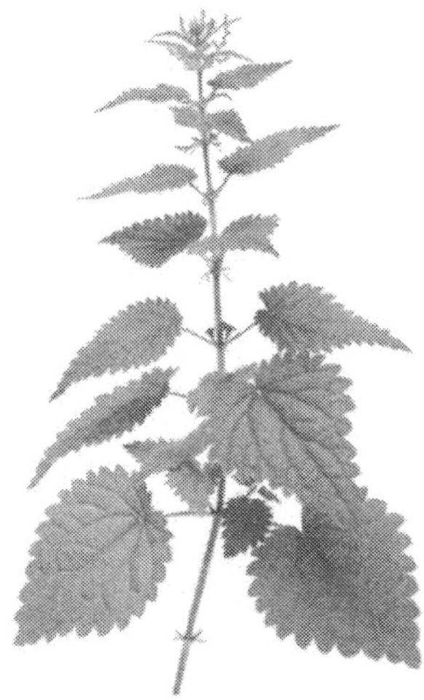

Die Brennnessel regt den Stoffwechsel an und die enthaltenen Wirkstoffe können das Blut reinigen, den Körper entschlacken und harntreibend wirken. Deshalb wird die Brennnessel gerne zur Reinigung Blutes und zur Entwässerung genutzt. Im Frühjahr haben die Blätter noch keine Brennhaare und können roh zum Beispiel im Salat gegessen werden. Wenn Du keine frischen Brennnesseln findest, kannst Du auch Brennnesseltee aus getrockneten Blättern zubereiten. Die Samen sind reich an Eisen und Mineralstoffen, und können gut in Müsli und auf Salaten verarbeitet werden.

Giersch

Giersch gehört zu den Wildkräutern mit den meisten Vitaminen. Er enthält Mengen an Vitamin C, etwas doppelt soviel wie Brokkoli und sogar 15mal soviel wie Petersilie. Er unterstützt eine basische Ernährung, wirkt entzündungshemmend und entwässernd. Der Giersch schmeckt nicht nur gut, und ist ein Muss in den grünen Smoothies oder in Salaten, er bringt den Stoffwechsel in Schwung und hilft bei der Ausleitung von Giftstoffen.

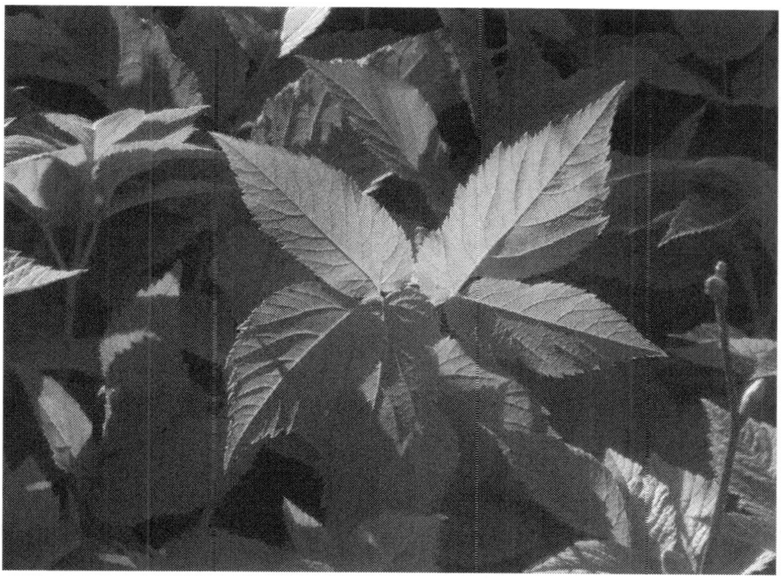

Bärlauch

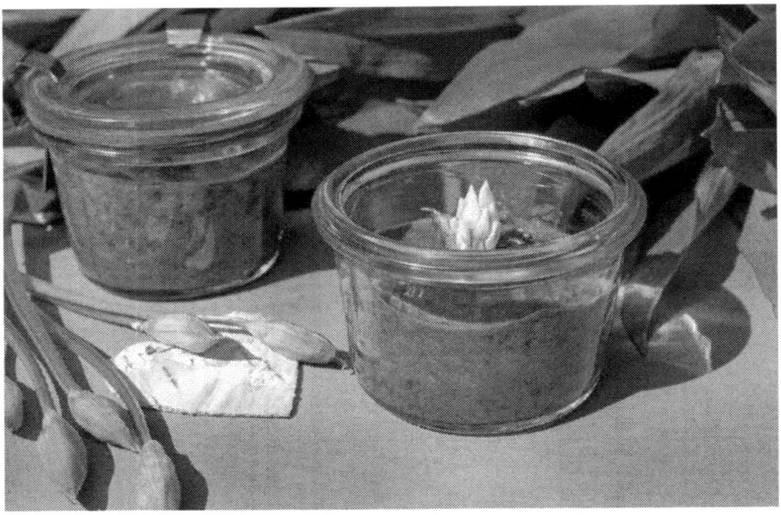

Dieses Kraut kann helfen, den Cholesterinspiegel zu senken. Bärlauch wächst in feuchten Laubwäldern und riecht und schmeckt nach Knoblauch. Er wird wegen seiner entgiftende Wirkung geschätzt und regt die Verdauung an. Bärlauch ist ideal als Pesto, in Salaten, Kartoffel- und Nudelgerichten, als Bärlauchbutter auf Brot oder zu Fleisch und Fisch. Genauso aromatisiert er Aufstriche und Kräuteröle. Eines meiner Lieblingskräuter, denn wenn solch ein herrlicher Geschmack auch noch dem Abnehmen dient, dass kann ich nur sagen: "Vielen Dank Mutter Natur!"

7. Was hilft wirklich beim abnehmen - auf den Punkt gebracht

Also nochmals zusammengefasst: es gibt drei Bereiche, die für ein erfolgreiches Abnehmen entscheiden sind:

- ein funktionierender Stoffwechsel
- Fettverbrennung
- gute Verdauung

Nachstehend fasse ich die Kräuter nach der Wirkungsweise zusammen, zwecks der Übersicht, und dann gebe ich Dir Beispiele, wie Du die Kräuter leicht in Deinen Tagesablauf und Ernährungsplan integrieren kannst.

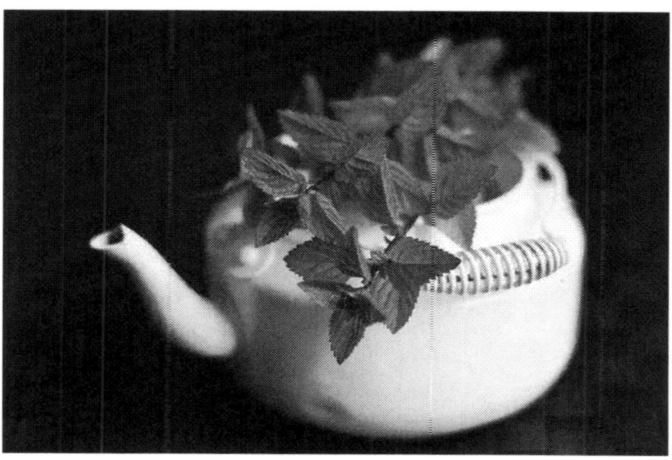

7.1. Stoffwechsel ankurbeln

- Brennnesseln, frisch oder getrocknet
- Pfefferminze, frisch oder getrocknet
- Rosmarin, wenn möglich frisch
- Basilikum, frischzusätzlich dazu hilft:
- auf Zucker verzichten, das bedeutet aber nicht, auf Süßes zu verzichten, aber mach es selbst!! - Ersatz findest Du z.B. in Birkenzucker
- Koffein, sprich Kaffee und schwarzer Tee auf ein Minimum reduzieren, das Koffein fördert die Produktion von Stresshormonen und hemmt den Stoffwechsel.

7.2. Kräuter die förderlich für eine gesteigerte Fettverbrennung sind

- Rosmarin, wenn möglich frisch
- Basilikum, frisch
- Petersilie - unbedingt frisch und jeden Tag, ein wahrer Turbo
- Schnittlauch - unbedingt frisch und täglich, die Senföle erhöhen den Kalorienverbrauch
- Beifuß, frisch oder getrocknet, er kann die Fettverbrennung gehörig ankurbeln
- Kresse, unbedingt frisch, sie kann die Fettpölsterchen angreifen

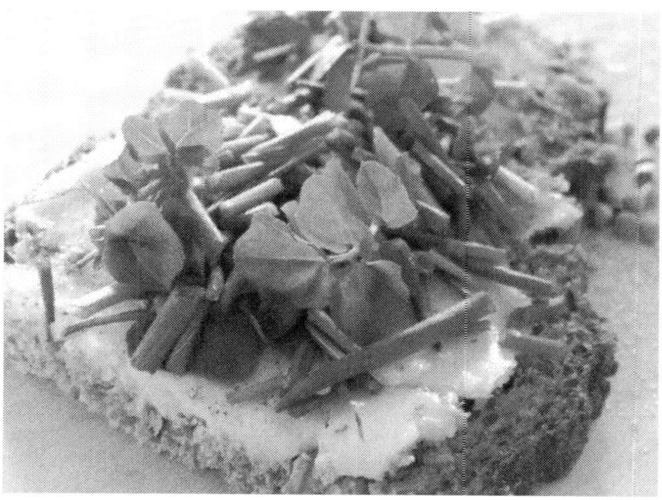

7.3. Verdauungsunterstützende Kräuter - bitter, basisch, gut

- Pfefferminze - regt den Gallenfluss an
- Beifuß - reich an Bitterstoffen, frisch oder getrocknet
- Kresse - unbedingt frisch, die Senföle kurbeln die Verdauung an
- Oregano - frisch oder getrocknet, magenfreundlich und regt die Darmflora an
- Dille - frisch weil leicht zu bekommen, tiefgekühlt geht auch
- Kerbel - frisch oder getrocknet, reich an Bitterstoffen
- Thymian, frisch, tiefgekühlt oder getrocknet, reich an ätherischen Ölen und Bitterstoffen, die die Verdauung positiv beeinflussen können
- Löwenzahnblätter - frisch oder tiefgekühlt, hohe Konzentration an Bitterstoffen regt sämtliche Verdauungsorgane sowie die Funktion der Leber und Nieren an
  Löwenzahnblätter. Die Blütenzungen können im Salat verwendet werden, oder auch in Blütengetränken. Allerdings die Blütenzungen einzelnzupfen, nicht den ganzen Blütenkopf verwenden.

8. Bewusstwerden der eigenen Ernährungsgewohnheiten

Experimentiere einfach ein bisschen damit und beobachte parallel dazu deine Ernährung während des Tages. Notiere dir Situationen, in welchen du unbewusst zu schlechten Ernährungsgewohnheiten oder zum Essen als Kompensation einer Situation neigst.

Du kannst Folgendes machen: jedes Mal, wenn Du unbewusst zu Essen greifst, obwohl Du nicht hungrig bist, denke daran, was unmittelbar vorher passiert ist, und notiere es.

Wenn Du so nach 1 Woche Deine Notizen durchgehst, wirst Du mit aller Wahrscheinlichkeit ein Muster erkennen.
Bist Du ein "Stressesser", isst Du, weil Dir langweilig ist, oder nachdem Du Dich geärgert hast oder etwas unangenehmes erledigt hast, als Belohnung?

Sobald Du das heraus hast, konzentriere Dich auf die Stimmung, in der Du mit Essen reagierst.

Bist Du verärgert, überlege Dir, was Du als Kompensation nettes tun könntest. Womit, außer Essen, könntest Du Dir eine Freude machen, und wieder in eine positive Stimmung kommen?

Ist Dir langweilig, überlege Dir, was Du tun könntest, um Dich sinnvoll zu beschäftigen. Plane eine Schönwetter- und eine Schlechtwetteralternative.

Ist es Stress, versuche heraus zu bekommen, welche Situationen Dich stressen. Dann mach Dich aktiv daran, etwas dagegen zu unternehmen. Vielleicht kannst Du diese Situationen etwas voraus planen, damit sie sich dann nicht so stressig anfühlen. Oder Du kannst an Deiner Einstellung zu der Situation, und wie sie Dich belastet etwas ändern, jetzt wo Du weißt, welche Situation es ist.
Oder wenn das beides nicht möglich ist, überlege Dir etwas, mit dem Du den Stress loswerden kannst, anstelle von Essen. Sei es ein Spaziergang, Musik, ein Abend mit Freunden, egal was, Hauptsache es wirkt, und bringt Dich in eine entspannte, positive Stimmung.

Wenn Du das hast, kannst Du mit der Ernährungsumstellung beginnen.

9.Stress ist nicht förderlich bei der Abnahme

Wie Du im vorherigen Kapitel schon bemerkt hast, kann Stress einen wesentlichen Anteil an ungewollten und ungünstigen Ernährungsgewohnheiten haben.
Aber nicht nur der Umstand, dass Stress dazu führen kann, dass man als Frust etwas in sich hineinstopft, auch das "schnell mal" ist nicht gut.

Das Gehirn benötigt ungefähr 20 Minuten, bis es vom Magen das Signal "ich bin satt" auch wirklich umsetzt. Wenn Du als zwischendurch schnell was isst, dann kann es passieren, dass das Gehirn es einfach nicht registriert, und die falschen Signale aussendet.

Es kann auch passieren, dass Du viel mehr isst, weil Du schnell ist, und nicht merkst, dass Du eigentlich schon satt bist.
Aber Stress hat noch andere Auswirkungen.
Chronische körperliche und seelische Überlastung führen im Körper zu einer erhöhten Ausschüttung von Stresshormonen. Studien belegen, dass diese an der Entstehung von Übergewicht und Fettleibigkeit beteiligt sind.

Das in diesem Zusammenhang ausschlaggebende Stresshormon ist Cortisol. Bei Dauerstress, meist verbunden mit Schlafmangel, kommt es zu einem ständig erhöhten Cortisolspiegel im Blut. Cortisol fördert vor allem die Produktion des gefährlichen inneren Bauchfettes, welches nachweislich das Risiko zahlreicher Erkrankungen wie: Metabolisches Syndrom, Diabetes Typ 2, Herzinfarkt, Schlaganfall, Brust- und Darmkrebs, Alzheimer, Gelenksschmerzen und Unfruchtbarkeit erhöht.

Diese Stresshormone, die ähnlich wie das Insulin, die Fettverbrennung hemmen und die Entstehung von Bauchfett begünstigen, sind mit verantwortlich, warum sich dadurch trotz Diät halten, kein Erfolg einstellt.

Du siehst also, es ist enorm wichtig, für Deinen dauerhaften Abnehmerfolg und für Dein persönliches Wohlbefinden, dass Du Dich etwaigen Stresses bewusst wirst, und parallel zum Abnehmen, auch etwas zur Stressreduktion tust.

Wenn das ein Thema ist, wo Du bereits seit einigen Minuten mit dem Kopf nickst, weil Du genau in solch einer Situation steckst, dann schau Dir meine Buchempfehlung am Ende des Buches an. "Kräuter für erholsamen Schlaf" - da beschäftige ich mich mit dem Thema stressbedingte Schlafstörungen.

10. Wie Du die Kräuter in einen täglichen Ernährungsplan schaffst

Eine Ernährungsumstellung kann nie bedeuten, dass Dir irgendein Ernährungsplan sagen soll, worauf Du am Donnerstag der nächsten Woche Appetit haben sollst. So funktioniert abnehmen und gesunde Ernährung nie dauerhaft.
Viel mehr ist es wichtig, dass Du beginnst, die Kräuter kennen zu lernen, zu entdecken, wie Du sie am Besten integrierst, wie Du Gerichte, die Du magst, anders zubereiten kannst, und mit Kräutern aufpeppst.

Es heißt nicht, dass Kräuter alles heile machen, wenn der Rest nicht stimmt. Also wenn Du beispielsweise eine Fertigpizza in den Ofen schmeißt, und dann ein paar gehackte Kräuter darauf gibst, wirst Du nicht abnehmen.
Wenn Du den ganzen Tag über Coca Cola trinkst, oder süßen Fertigeistee, eine Wurstsemmel zu Mittag und Abends ein Tiefkühlgericht, das Du mit Kräutern "verzierst" wirst Du nicht abnehmen.

Ich habe Dir eingangs schon die Prinzipien

- saisona
- regional
- und frisch gekocht

vorgestellt.

Und das heißt es zu beherzigen.
D.h. wenn Dein Leibgericht beispielsweise Pasta Asscuita ist, dann kannst Du die Pastasauce mit frischem Gemüse und dazu frischem Oregano, Thymian, Rosmarin, Petersilie zubereiten, und darüber Kresse und nochmals gehackte Petersilie geben. Schmeckt herrlich, aromatisch und vertraut. Nimm dazu noch Dinkelvollkornnudel und mache Dir einen Blattsalat mit beispielweise Wildkräutern wie Brennnesseln, Giersch oder Wiesensalbei dazu und Du hast alles richtig gemacht.
Du siehst also, es gehen auch Deine Lieblingsgerichte. Zugegeben, Frittiertes sollte so selten wie möglich auf dem Speiseplan stehen. Aber ansonsten kannst Du fast alles machen, nur anders zubereitet und frisch gekocht.

Es ist durchaus möglich, für mehrere Tage vorzukochen, beispielsweise die Pasta Sauce kannst Du zu Tacos, Reis, Bulgur, Quinoa, Vollkornnudel oder Ofenkartoffeln verwenden. So hast Du drei Tage die gleiche Sauce, aber jeweils anders. Immer einen Salat und frische Kräuter dazu, und perfekt!!

Wie sollte nun also ein idealer "Kräutertag" zum Abnehmen aufgebaut sein?

Morgens: auf nüchternen Magen
1 Tasse basischen Kräutertee
1 Kräutersmoothie (Rezept im Buch) der den Abnehmturbo startet
1 Stunde warten
(z.B. kannst Du Dir Dein Frühstück mit in die Arbeit nehmen, hinfahren, und dort frühstücken, oder wenn Du vor dem Weggehen noch einiges zu tun hast, mit Kindern, Haushalt etc. mach den Tee und den Smoothie einfach als ersten, alles andere danach und wenn alles erledigt ist, frühstückst Du in aller Ruhe)

Frühstück nach Wahl (siehe Beispiele)
Mittags: zuckerfreien Kräutersprudel (Wasser mit z.B. frischen Kräutern, Ingwer, Zitrone, Früchten etc.) den kannst Du auch über den Tag verteilt trinken

Mittagessen nach Wahl unbedingt mit Kräutern angereichert (siehe Beispielideen)

Abends: das Abendessen sollte nie nach 19h stattfinden, besser früher

unbedingt frisch gekocht, mit Gemüse, Salat und Kräutern, der Rest steht Dir frei.

ACHTUNG: Trinke über den Tag verteilt mindestens 1.5 Liter eines Kräutertees oder Kräutersprudels, keine gesüßten Getränke.

Abends ein Glas Wein oder 1 Glas verdünnten Fruchtsaft mit Mineralwasser ist ok, aber versuche wirklich, keine gesüßten Getränke während des Tages zu Dir zu nehmen.

Zucker bringt Dir Deinen Stoffwechsel durcheinander, fördert den Insulinausstoß und behindert das Abnehmen.

11. Neue, schlanke Gewohnheiten entwickeln

Und jetzt ist es an der Zeit, neue Gewohnheiten zu entwickeln.
Gewohnheiten, die Dir dabei helfen, schlank zu werden und zu bleiben

Das kann beispielsweise sein, dass Du es Dir zur Gewohnheit machst, immer am Samstag frische Kräuter zu kaufen bzw. zu sammeln, diese hackst und einfrierst, oder pürierst und in Eiswürfelform einfrierst, sodass Du die ganze Woche über genug und einfach zur Verfügung hast.

Das kann sein, dass Du Dir eine Teemischung zusammenstellst, die Dir schmeckt, Du gerne trinkst, und Du sowohl in der Arbeit als auch zu Hause kochst, und immer griffbereit hast, um auf Deine 1,5 Liter am Tag zu kommen.

Das kann sein, dass Du Dir etwas gefunden hast, dass Dir bei der Stressentlastung hilft. Eine neue liebgewonnene Gewohnheit, ein neues Hobby egal was, Hauptsache es wirkt und macht Dich glücklich.

Oder das Vorkochen, Vorplanen, Einkaufen etc. die Möglichkeiten sind enorm.

Wichtig dabei ist, dass diese neuen, positiven Gewohnheiten Stück für Stück die alten, ungesunden ersetzen.

Das kann nicht alles auf einmal sein, das ist klar.
Aber wenn Du beispielsweise das mit dem Trinken des Tees und dem Vorkochen geschafft hast, kannst Du zum nächsten über gehen.

Und mache es Dir auch zur Gewohnheit, die Woche Revue passieren zu lassen.
Denke an die positive Dinge die passiert sind. Daran, wie es Dir ergangen ist, mit Deinen neuen Gewohnheiten.
Daran, in welchen Situationen es noch schwierig war festzuhalten, oder die eventuell nicht so gepasst haben.

Versuche da noch ein bisschen zu adaptieren. Alles relaxed. Es läuft Dir nichts weg. Und Du weißt ja nun, worauf es ankommt, und wie es geht.

12 . Tees die das Abnehmen unterstützen

Du kannst die Kräuter als Tee oder als Zutat in Deinen Speisen einsetzen. Die Tees haben den Vorteil dass Du die getrockneten Kräuter mischen kannst bzw. mischen lassen kannst, und sie dann überall mit hinnehmen und auch unterwegs, in der Arbeit, im Urlaub usw. aufbrühen und trinken kannst.

Nachdem alle Kräuter eine Wirkung haben, ist es wichtig, nicht über Wochen hindurch den gleichen Tee zu trinken. Abwechslung verbessert die Wirkung. Mische ein Rezept und mache dann eine ein- bis zweiwöchige Trinkkur, indem Du über den Tag verteilt 3 Tassen davon trinkst.

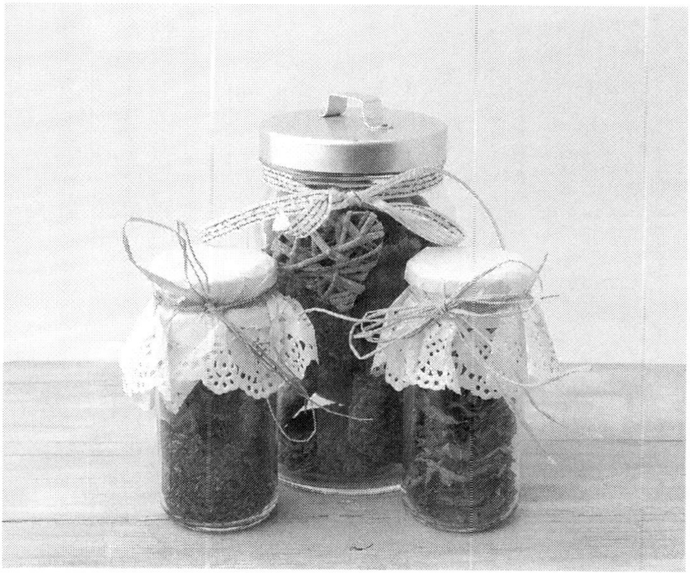

Teebeispiele:

Fettverbrennungstee:
Beifuß, Oregano und Kerbel zu gleichen Teilen mischen

pro Tasse ca. 2 TL getrockneten Krauts bzw. 2 EL des frischen Krauts mit kochendem Wasser überbrühen, zugedeckt ca. 8-10 Minuten zeihen lassen, und schluckweise warm trinken.

Stoffwechseltee:
Brennnessel, Pfefferminze, Rosmarin zu gleichen Teilen mischen

pro Tasse ca. 2 TL getrockneten Krauts bzw. 2 EL des frischen Krauts mit kochendem Wasser überbrühen, zugedeckt ca. 8-10 Minuten zeihen lassen, und schluckweise warm trinken.

Verdauungstee:
Pfefferminze, Löwenzahnblätter, Beifuß, im Verhältnis 4:4:2 mischen

pro Tasse ca. 2 TL getrockneten Krauts bzw. 2 EL des frischen Krauts mit kochendem Wasser überbrühen, zugedeckt ca. 8-10 Minuten zeihen lassen, und schluckweise warm trinken.

13. Wiesen-Smoothie - der Abnehmturbo

Als ich zum ersten Mal begonnen habe, Kräuter zum Abnehmen zu suchen und auszuprobieren war es Frühling. Die meisten Kräuter waren in ausreichender Form frisch auf Wiesen und am Waldrand zu finden. Jetzt muss ich dazu sagen, dass ich dieses wilde "Grünzeug" sehr mag, aber weniger gerne als Tee, wenn er sehr bitter ist.
Also wollte ich einen Turbo finden, den ich morgens ohne viel Aufwand verwenden kann und der wirkt, und wenn schon "nach Wiese" schmeckend, dann wenigstens schnell unten ist.

Ich bin also morgens losgezogen mit einem Stoffbeutel bestückt, und habe

- Giersch
- Löwenzahnblätter
- Gundermann, Vogelmiere, Gänsefingerkraut und
- Brennnessel

zu pflücken, und es gemeinsam mit den zuhause auf der Festerbank beheimateten Küchenkräutern

- Pfefferminze
- Petersilie
- Rosmarin und
- Oregano

zu mischen.

Diese Kombination hat den Ausschlag gegeben, und einen richtigen Abnehmturbo gestartet. Es ist alles so kombiniert, dass die Verdauung, der Stoffwechsel und die Fettverbrennung ordentlich in die Höhe gefahren werden. Dein Körper wird zu einer gut geölten Maschine.

Durch die enthaltenen Mikronährstoffe, die wesentlich dazu beitragen, dass wichtige Enzyme im Körper gebildet werden, können sämtliche Nährstoffe besser aufgenommen werden, und Dein Körper lernt wieder, zu verwerten, zu verbrennen und wird gesund und löst sich von allem unnötigen Ballast.
Den Wiesensmoothie solltest Du während der Abnehmphase täglich morgens auf nüchternen Magen trinken.

Tipp:

Nachdem die meisten von Euch nicht die Zeit - oftmals auch nicht das Kräuterwissen haben - jeden Tag diese Kräuter frisch zu pflücken, und es dennoch wichtig ist, diesen Turbo-Smoothie täglich morgens zu trinken, habe ich folgende Lösung entwickelt:
Ich pflücke die Wildkräuter einmal alle 1-2 Wochen, hacke diese in der Küchenmaschine, und friere sie in Eiswürfelbehältern ein.

So kann ich täglich 2-3 dieser Kräuterwürfel gemeinsam mit den frischen Küchenkräutern zu meinem Wiesen-Smoothie verarbeiten.

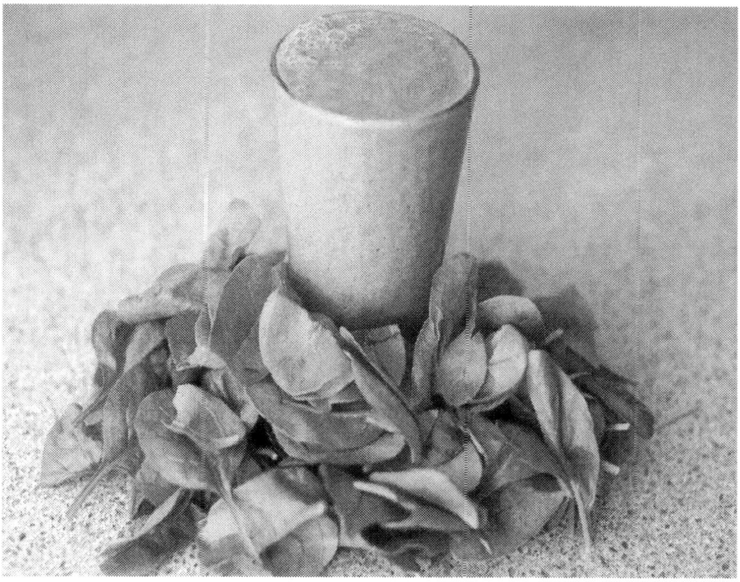

Turbosmoothie-Rezept:

Wildkräuter wie oben erwähnt (Giersch, Löwenzahn, Beifuß, Gundermann, Vogelmiere, Gäsefingerkraut) entweder eine Handvoll frisch, oder 2-3 tiefgekühlte Würfelchen gemeinsam mit
3 Stängel Petersilie
2 Stängel Pfefferminze
1 Stängel Rosmarin
2 Stängel Oregano oder Basilikum
ca. 10cm geschälte Gurke
100ml naturtrüber Apfelsaft ohne Zuckerzusatz
100ml Wasser
1 Spritzer Zitronensaft
und ab die Post, mixen damit sich der Wiesengeschmack schön entfalten kann :=).

Auf nüchternen Magen vor dem Frühstück trinken.
Du kannst je nach Saison und Lust auch frische Beeren dazu mischen, das macht das Ganze fruchtiger.
Wie gesagt, das soll kein wohlschmeckender Cocktail werden, sondern beim Abnehmen unterstützen. Ja, er schmeckt nach grüner Wiese, deshalb habe ich ihn auch so getauft, aber er wirkt, und mit der Zeit wird auch dieser Smoothie zu einer liebgewonnenen Gewohnheit.

14. Kräuter-Frühstücksideen zum Abnehmen

Beim Frühstück kannst Du ruhig kreativ werden, schließlich isst das Auge ja auch mit. Falls Du vor dem zur Arbeit gehen keine Zeit hast, richtig zu frühstücken, mache das entweder in der Arbeit, oder bereite es am Abend vor. Du kannst auch einen Kräuteraufstrich machen, und diesen einfach aufs Brot streichen, und mit einigen frischen Kräutern überstreuen.

Der Smoothie ist der Start. Dann kommt es auf Deine Zeit und Deinen Geschmack an.

Z.B. ist es eine gute Möglichkeit, ein Spiegelei oder ein Rührei zu machen, und Kräuter hinein zu mischen oder darauf zu streuen.
Dazu beispielsweise eine Scheibe Dinkelvollkornbrot.

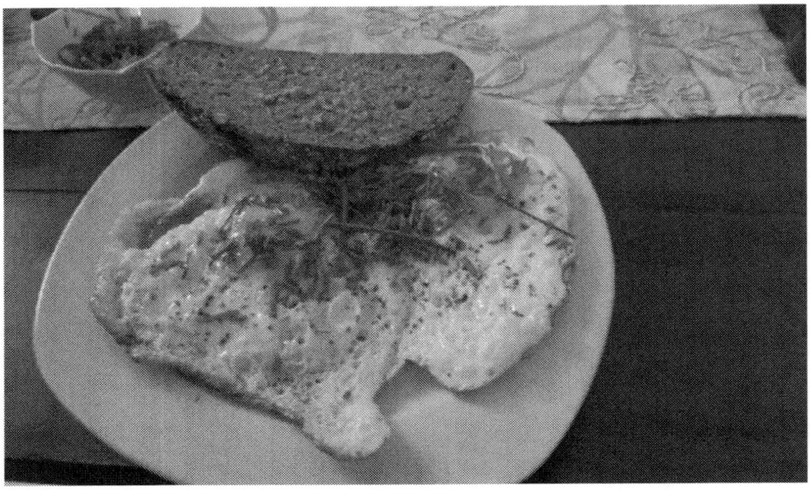

Oder Du machst Dir einfach nur ein Butterbrot oder eines mit Topfenaufstrich oder Käse und gibt´s frische Kräuter darauf.

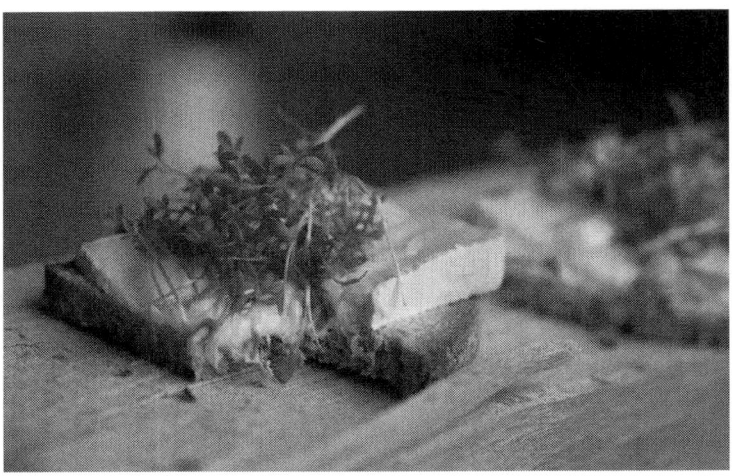

Oder zum Beispiel ein Brot mit Räucherlachs oder Käse, Paprika, Gurken, Tomaten und Kräutern.

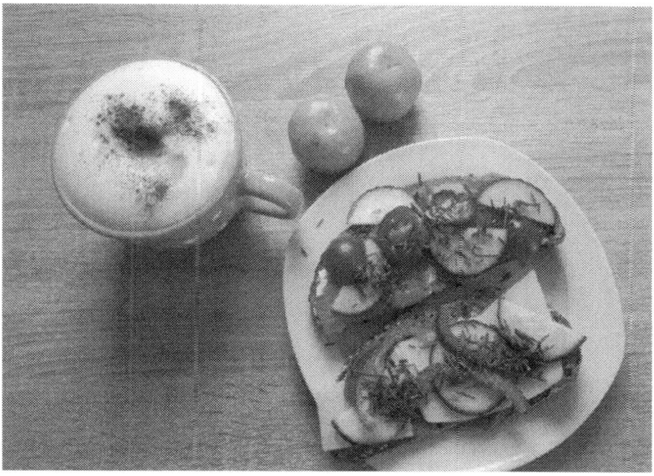

Du kannst auch frischen Avocadoaufstrich oder Kräuteraufstrich machen und diesen mit Paprika, Tomaten, Gurken auf ein getoastetes Brot geben.

Rezept Kräuteraufstrich:

Zutaten:

1 Packung Magertopfen (Quark)
1 gelbe Rübe (Möhre)
1 daumenbreite Scheibe Sellerie
1 Stange Lauch oder Frühlingszwiebel mit Grün dran
je 1 Hand voll gehackter
Petersilie
Schnittlauch
Kerbel
1 Kräuterkissen voll frischer Kresse
Falls es von der Jahreszeit her möglich ist 1 Handvoll Bärlauch

Kräutersalz, Pfeffer, Knoblauch, event. etwas Zitronensaft

Zubereitung:

1. Rübe und Sellerie reiben oder in der Küchenmaschine zerkleinern, Lauch bzw. Frühlingszwiebel in kleine Ringe schneiden
2. Kräuter hacken bzw. die Kresse mit der Küchenschere abschneiden

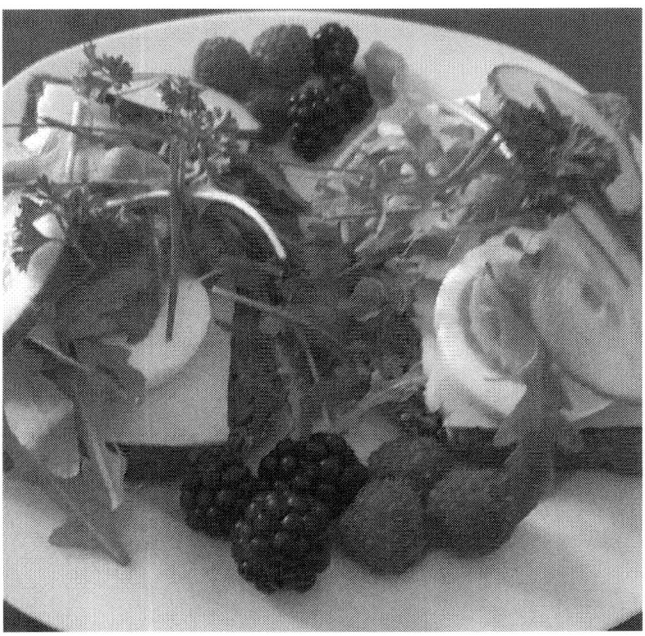

3. Alle Zutaten miteinander vermischen und mit Gewürzen abschmecken.

Tipp: gekühlt in einer Frischhaltedose kannst Du den Aufstrich gut 3-4 Tage verwenden, wer es etwas würziger mag, kann auch gerne einige Chilliflocken dazu geben

Rezept Avocadoaufstrich:

Zutaten:

1 Packung Magertopfen (Quark)
1 reife Avocado
1 Stange Lauch oder Frühlingszwiebel mit Grün dran
je 1 Hand voll gehackter ,Petersilie, Schnittlauch
1 Kräuterkissen voll frischer Kresse
Kräutersalz, Pfeffer, Knoblauch, event. etwas Zitronensaft

Zubereitung:

1. Avocado halbieren, Kern entfernen und Fruchtfleisch mit einem Löffel auslöffeln und in eine Schüssel geben. Lauch bzw. Frühlingszwiebel in kleine Ringe schneiden
2. Kräuter hacken bzw. die Kresse mit der Küchenschere abschneiden
3. Alle Zutaten miteinander vermischen und mit Gewürzen abschmecken und mit Zitrone säuern.

Tipp: gekühlt in einer Frischhaltedose kannst Du den Aufstrich gut 3-4 Tage verwenden, wer es etwas würziger mag, kann auch gerne einige Chilliflocken dazu geben
Gerne kannst Du auch zusätzlich frische Avocado und hart gekochte Eier auf den aufstrich geben. Es ist dann aber eher als Mittagessen oder Abendessen, denn als Frühstück zu verwenden, weil es mit den Avocados und

den Eiern doch sehr reichhaltig wird. Als Mittagessen bzw. Abendessen würde ich aber auf alle Fälle

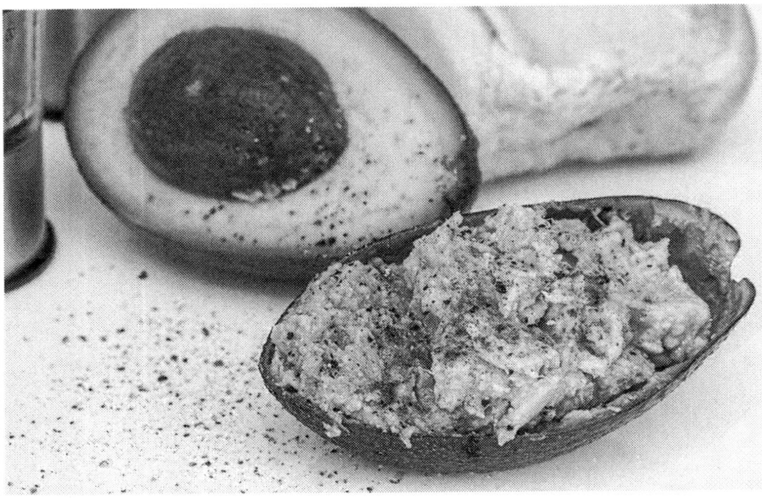

Blattsalat mit frischen Kräutern dazu empfehlen.

15. Was Du mittags essen kannst, um mit Kräuterhilfe schneller abzunehmen

Je nachdem, ob Du mittags warm oder kalt isst hast Du auch eine Vielzahl an Möglichkeiten, Kräuter zu integrieren, die das Abnehmen fördern.
Wichtig ist, egal ob kalt oder warm, frisch und selbst gekocht. Wenn Du in der Arbeit die Möglichkeit einer Kantine hast, schau, dass Du so viel Gemüse und Salat abbekommst, wie irgend möglich. Das Gemüse sollte auch natur sein, nicht in irgendwelchen dicken Soßen verpackt.

Du kannst Dir von zuhause gehackte Petersilie, Oregano, Thymian, Schnittlauch, Basilikum etc. mitnehmen, in einem Gläschen oder Frischhaltebehälter, und diese auf Salate, Gemüse, Suppen etc. streuen.

So kannst Du beispielsweise eine gebundene Suppe (Kürbiscreme, Gemüsesuppe, Karotten/Ingwersuppe etc.) aufpeppen.

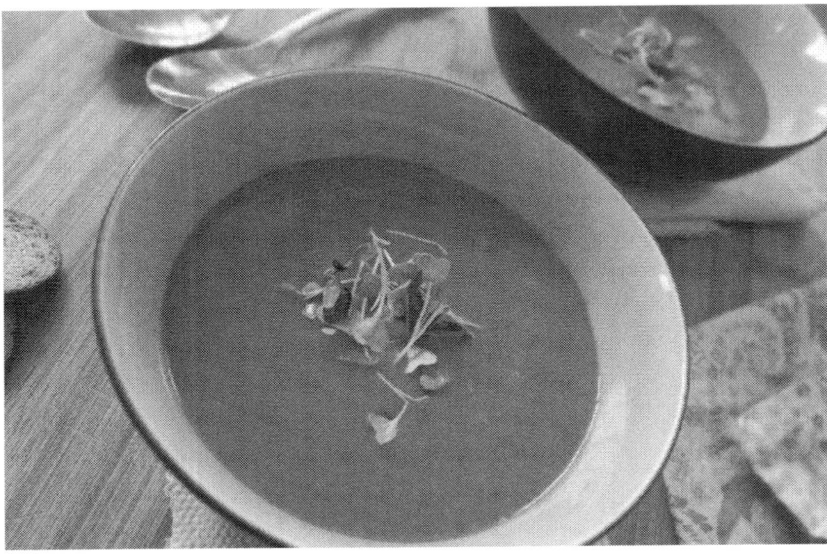

Du kannst auch zuhause eine Brennnessel- oder Wildkräutersuppe zubereiten, und diese in einem Glas mitnehmen und aufwärmen, einige frisch gehackte Kräuter darauf, und fertig ist das schnelle, gesunde Mittagessen. Ein frischen Vollkornbrot oder Gebäck dazu - herrlich.

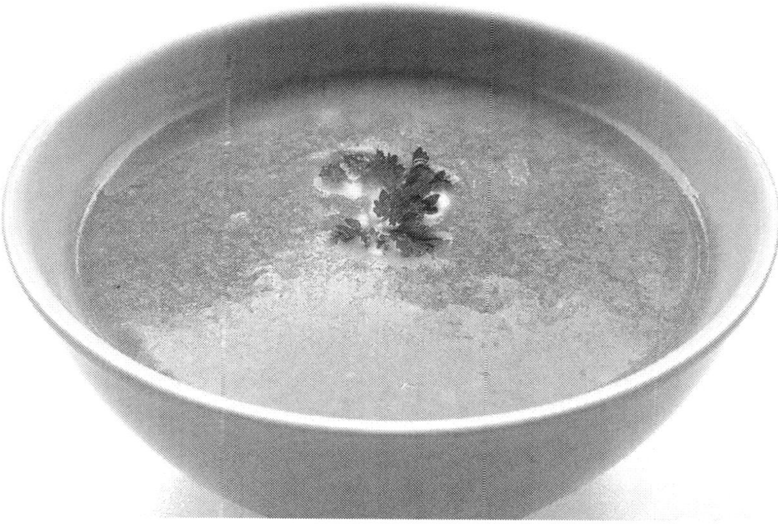

Oder Du richtest Dir einen Salat selbst her, mit gutem, kaltgepressten Pflanzenöl, Kräutersalz, wo Du bereits Beifuß, Schafgarbe, Thymian usw. beifügen kannst. Nimmst einige Wildkräuter wie im vorangegangenen Kapitel beschrieben in Kombination mit Küchen- bzw. Gartenkräutern, Blattsalat und was Dir sonst noch so darauf schmeckt.

Ich persönlich liebe Suppen. Denn egal ob es draußen kalt ist, oder warm, Du hast immer das Gefühl, eine vollwertige Mahlzeit zu Dir genommen zu haben, wenn Du eine warme Suppe gegessen hast.

Ein besonderer Favorit von mir ist die Kräutercremesuppe.

Die kannst Du sowohl mit frischen als auch mit tiefgekühlten Kräutern machen. Im Kühlschrank aufbewahrt, kannst Du drei Tage genießen, einfach jedes Mal servieren noch frische Kresse, Petersilie und Schnittlauf drauf streuen.

Kräutercremesuppe

Zutaten:

- 1 Packung Suppengemüse
- 1 Bund Frühlingszwiebel
- 2 kleine Kartoffel
- 3 Hände voll frischer Kräuter (Petersilie, Schnittlauch, Thymian, Oregano, Rosmarin, Kresse usw.)
- 1/2 Packung Kräuterfrischkäse
- 100ml Weißwein
- Suppenwürze (möglichst selbst gemacht)

Zubereitung:

- das Suppengemüse und die Frühlingszwiebel klein schneiden, die Kartoffeln schälen und ebenfalls klein schneiden
- das gesamte Gemüse in Olivenöl andünsten
- mit dem Weißwein ablöschen und mit Wasser aufgießen
- Suppenwürze dazu, ich mache im Herbst immer selbst welche, indem Suppengemüse klein gehexelt wird, dann getrocknet im Rohr, und dann Kräutersalz, Liebstöckl und Petersilie dazu

- Weich kochen lassen und anschließend mit dem Stabmixer pürieren.
- die gehackten Kräuter und den Frischkäse dazu geben und ebenfalls mit pürieren.
- gegebenenfalls nachwürzen

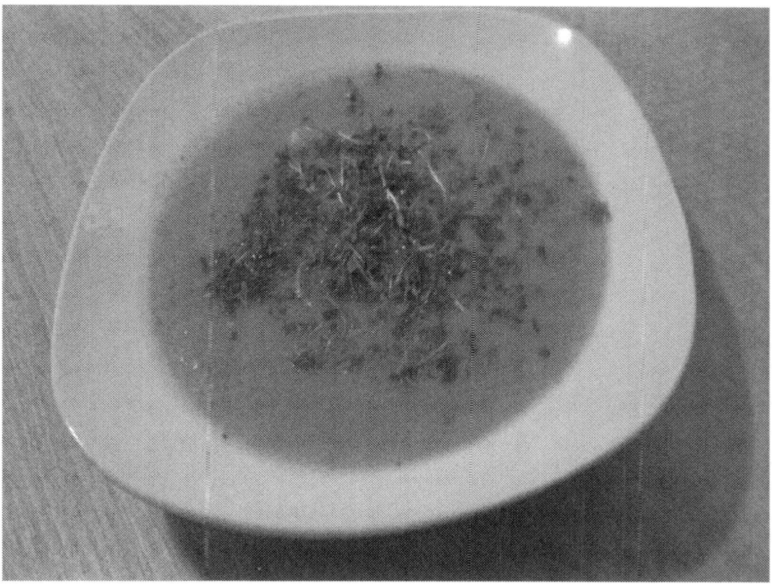

Oder Salate

Am Besten kannst Du alles kombinieren, indem Du Blattsalate wie Feldsalat, Pflücksalat oder Eisbergsalat kombinierst mit Wildkräutern wie Vogelmiere, Gundermann, Löwenzahn udgl. und obendarauf dann Deine Kräutertöpfe plünderst, und Küchenkräuter wie Petersilie, Schnittlauch, Kresse, Basilikum etc. darüber streust.

Beispiele:

Feldsalat mit Wildkräutern, Cherrytomaten und Topfennocke.

Egal ob Kantine oder selbst zubereiten, nimm Dir einen Teller voll Salat, und dabei kannst Du variieren zwischen Blattsalaten, Sellerie, Bohnensalat, egal wonach Dir ist, solange er aus Gemüse besteht, und nicht in Mayonnaise ertränkt wird, ist es gut. Dazu kannst Du z.B. Falafel, Humus und Kräuter anrichten. Nicht nur eine Freue für´s Auge.

Pflücksalat mit Löwenzahn und Gundermann, dazu Gurke, Mais und Erdbeeren mit Kräuteressig und Kräutersalz. Falls vorhanden ein paar Blümchen zum Aufhübschen - voila!

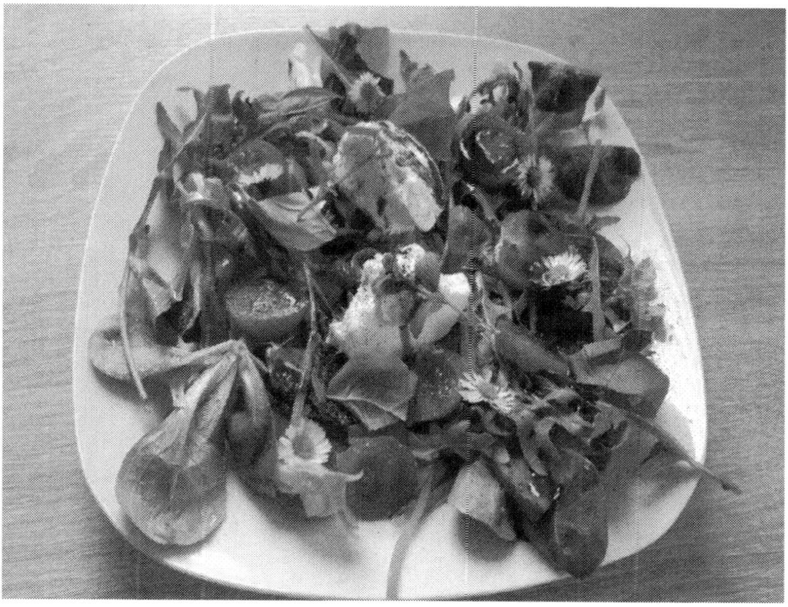

Oder
Sauerampfer, Giersch, Petersilie, Schnittlauch, Erdbeeren mit einer Marinade aus Zitronensaft,

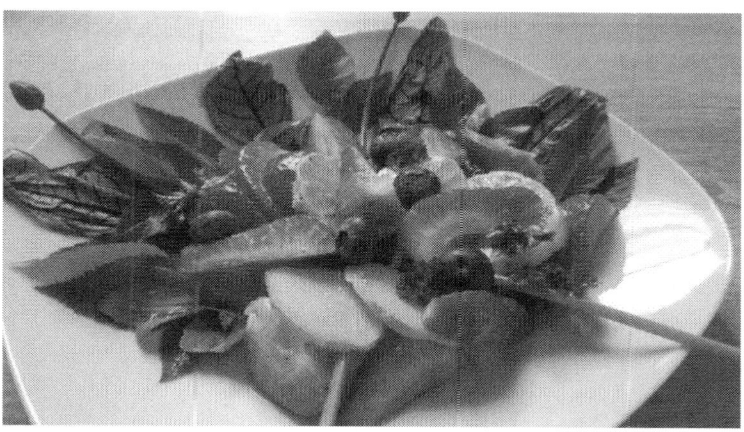

Ingwer und Olivenöl. Kräutersalz darf natürlich auch nicht fehlen.

Oder

Ananas-Carpaccio
mit Avocado, Pflücksalat, Gundermann, Vogelmiere, Gänsefingerkraut, Petersilie, Schnittlauch, Oregano, Mozzarella und Walnüssen, mit einer Marinade aus Walnussöl, Apfel/Kräuteressig und Kräutersalz.
Ich persönlich liebe Kürbiskernöl, das ist das dunkle auf den Ananas und einen kleinen feurigen Pfiff durch Chilliflocken.

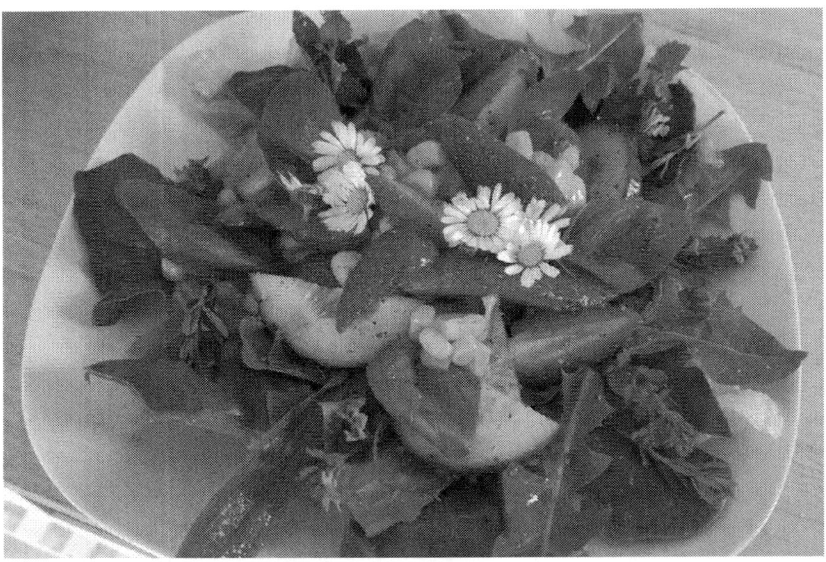

Oder einen Rohkostsalat mit geriebenen Rüben, Möhren, Sellerie dazu Pflücksalat mischen, Kerbel, Petersilie, Dille etc mischen, mit Kräuteressig und

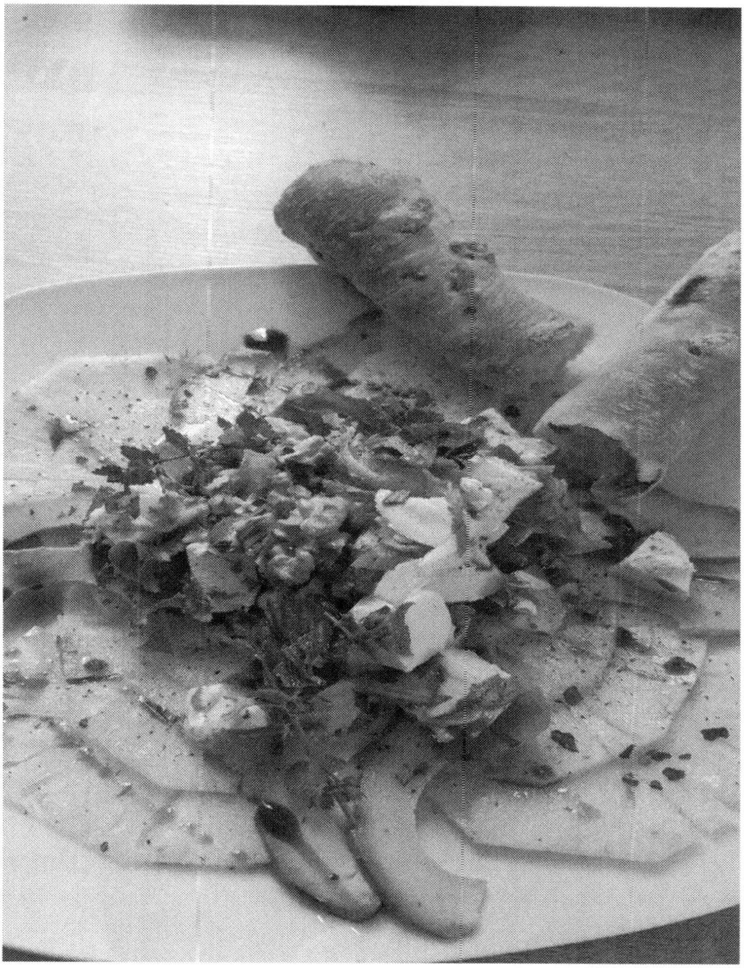

Olivenöl marinieren. Dazu Falafel und Humus

Oder Blattsalat mit Kräutern darunter, und Tabuleh - ein Couscous Salat mit jeder Menge Petersilie, mit Zitronensaft mariniert. Ich hab zusätzlich zur Petersilie noch Oregano, Majoran und Vogelmiere darunter gemischt.

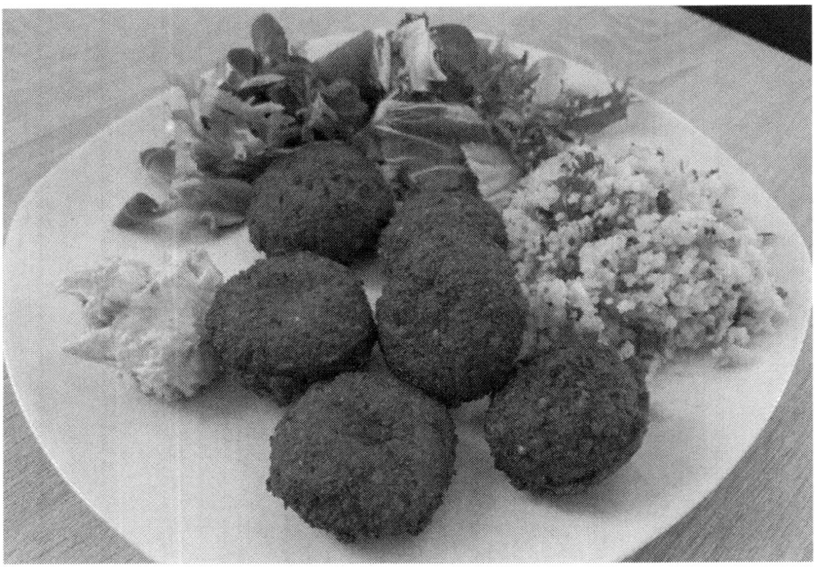

Auch mit einem Nudelgericht bist Du gut bedient, und kannst es leicht von zuhause mitnehmen, und dann in der Arbeit warm machen, oder als Salat marinieren. Wenn Du z.B. ein Pesto aus Kräutern selbst machst, wie beispielsweise ein Bärlauchpesto, oder ein Basilikumpesto, das kannst Du mit Nudeln, und Gemüse mischen, ein schnelles, abwechslungsreiches und genussvolles Gericht.

Oder Tagliatelle mit Kräuterpesto, frischen Kräutern und Parmesan.

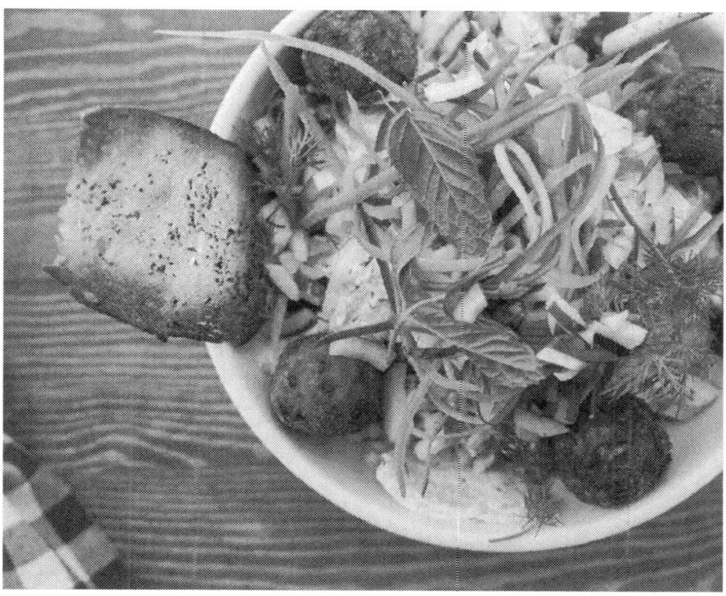

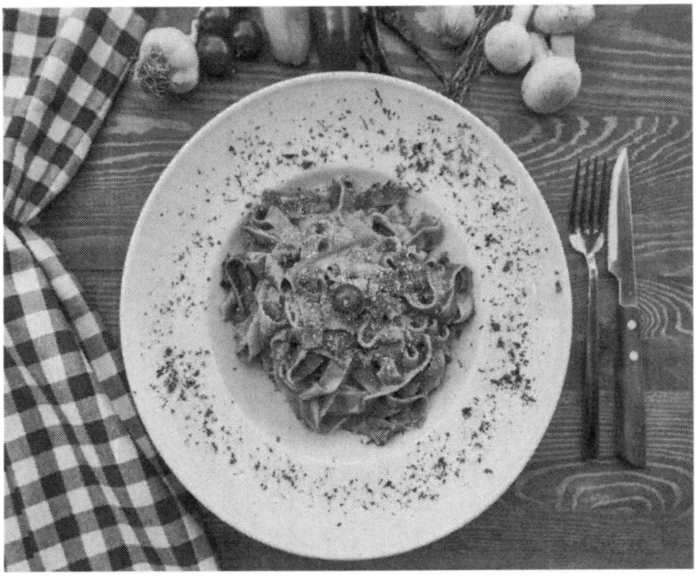

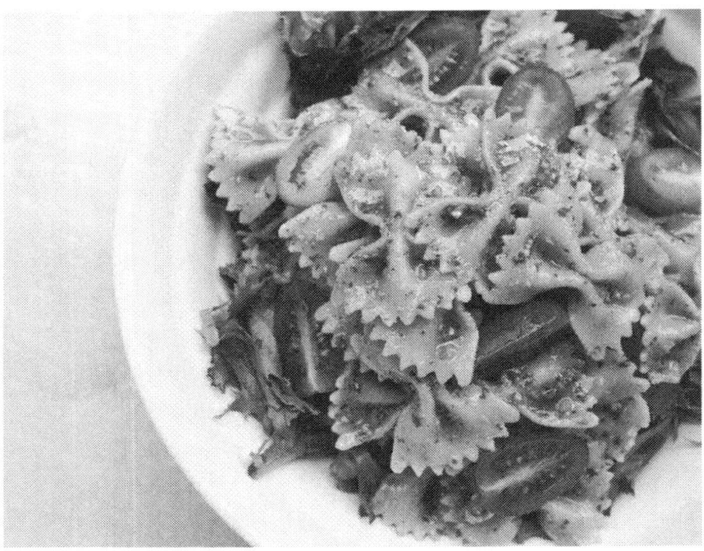

16. Abendessen mit Kräutern, nochmals ein Turbo für die Nacht

Je nachdem, ob Du Mittags nur eine Kleinigkeit isst, oder Du Mittags Deine Hauptmahlzeit einnimmst, kannst Du am Abend ebenfalls gut variieren.

Von Suppen über Salate, Aufstrichbrote mit Grünzeug dazu oder ein Fisch- bzw. Fleischgericht, Kräuter passen überall dazu.

Suppen mag ich persönlich sehr gerne, denn sie sind gut 3 Tage im Kühlschrank haltbar, und können so leicht mit in die Arbeit kommen, oder Abends relativ schnell aufgewärmt werden. Und während die Suppe warm wird, eine Handvoll Kräuter hacken, dann frisch darüber streuen und die Abnehmmahlzeit ist bereit, genossen zu werden.

Bei Salaten ist wichtig, dass sie abends nicht ganz kalt sind. Klingt jetzt komisch, meine ich aber wirklich so, denn ganz kalt ist Rohkost am Abend sehr schwer verdaulich.

Du kannst also auf Salat und Kräutern z.B. folgende warme Komponenten geben:

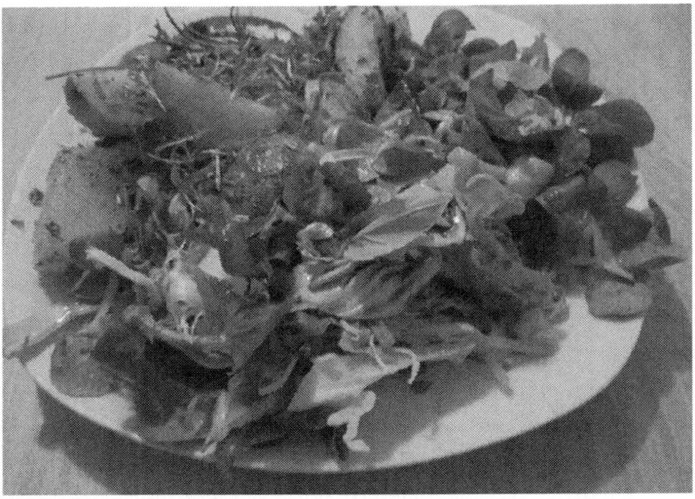

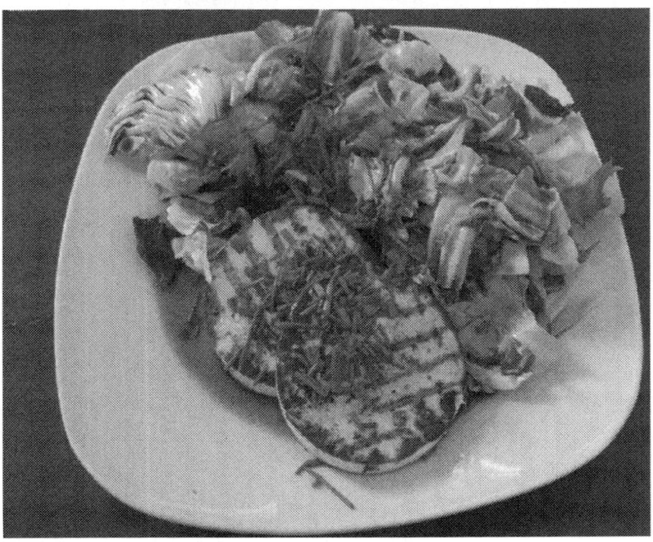

- Grillkäse oder gebratenen Fetakäse
- gekochte, kurz angebratene Kartoffel
- gekochte, rote Linsen
- gebratenes Gemüse (z.B. mediterranes Gemüse wie Auberginen, Zucchini und dazu Paprika, Tomaten und Champignons)

Werde kreativ, das bringt Schwung in Deinen Ernährungsplan, und es schmeckt köstlich.

oder Du machst einen mediterranen Salat, mit Grillgemüse und gegrillten Kartoffeln darauf.

Dazu kannst Du Kartoffeln kochen, vierteln und gemeinsam mit Zucchini, Paprikastreifen, Tomaten, Champignons, Auberginen in einer Grillpfanne in Olivenöl scharf anbraten und garen.

Das Ganze kommt dann auf einen Blattsalat, dem Du nach Herzenswunsch diverse Wildkräuter beifügen kannst. Oben drauf kommen noch frische Kräuter wie Kerbel, Petersilie, Kresse, Schnittlauch usw. Kräuteraufstrich zu Kartoffeln oder Brot ist auch eine herrliche Variante, schnell etwas gesundes für mehrere Tage zur Verfügung zu haben.

Gemüse wie Sellerie, Rüben, Frühlingszwiebel, Avocados etc. gemeinsam mit Topfen, Kräutersalz, Pfeffer und jede Menge Kräutern über Bärlauch, Petersilie, Basilikum usw.

In einem Kräuteraufstrich kannst Du wirklich alle dieser Naturköstlichkeiten unterbringen.

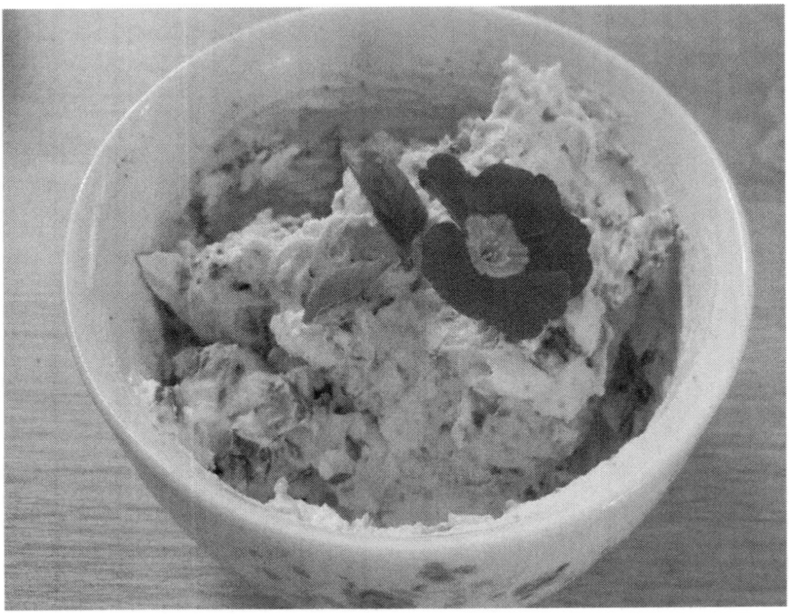

17. Abnehmen welches Obst vermeiden

Grundsätzlich ist Obst gesund, und eine gute Möglichkeit, als Süßigkeitenersatz eingesetzt zu werden.

Wichtig dabei sind einige Grundregeln:

- Obst benötigt nur ca. 1-2 Stunden für die Verdauung, als nicht pur nach einer ganzen Mahlzeit essen, denn es fängt an zu gären und kann zu Blähungen führen

- Obst lässt alleine den Blutzuckerspiegel ansteigen, daher ist es empfehlenswert, es mit Eiweißen zu buffern, z.B. 5-6 Mandeln oder Walnusshälften dazu essen, oder ein Joghurt

- kein Trockenobst, hierbei ist die Zuckerkonzentration so groß, dass Du den Blutzuckerspiegel in die Höhe treibst, was zu einer vermehrten Insulinausschüttung führt, und das wiederum zu Heißhunger

Beeren sind herrlich und können zu jeder Tageszeit genossen werden. Papayas, Erdbeeren, Ananas, Wassermelonen, Äpfel und Birnen helfen dem Stoffwechsel, Verdauungsenzyme herzustellen, sie sollten möglichst nicht in Kombination mit

Zitrusfrüchten gegessen werden, weil diese die Enzymproduktion beeinflussen.

Das einzige frische Obst, bei dem Du nicht unbegrenzt zugreifen solltest, sind Bananen. Sie sind sehr stärkehaltig und reich an Fruchtzucker. Diese Kombination macht sie Kohlenhydrat lastig und schwerer verdaulich als das restliche Obst.
Also, ruhig Obst genießen! Aber auch hier saisonal und regional. Keine Erdbeeren im Februar, außer Du hast sie im letzten Juni/Juli eingefroren!

18. Intervallfasten als zusätzliche Unterstützung

Intervallfasten ist seit mehreren Jahren schon der Renner. Bisher konnte ich dem allerdings nichts abgewinnen. Vor allem die Geschichte, mit einem Tag essen, und einen ganzen Tag nur trinken. Da habe ich ständig das Gefühl zu leiden.

Aber vor kurzem habe ich einen indischen Yoga-Guru kennengelernt, der in seiner Yogaschule eine ganz spezielle Art des Intervallfastens lehrt.

Sie essen zwei mal am Tag. Einmal gegen 10:00h und einmal gegen 19:00h. Morgens wird nur Kräutertee oder schwarzer Kaffee getrunken – der Kräutersmoothie geht natürlich auch.

Um 10:00h wird dann ganz normal "gebruncht", je nach Gusto mit Gemüse und würzig (in unserem Fall voll von Kräutern) beispielsweise ein Vollkornbrot mit Ei und Aufstrich und jede Menge Kräuter oben drauf, oder ein Champignonomelette mit Kräutern drin und oben drauf usw. oder ein Müsli mit Obst, Chiasamen oder Leinsamen, frischer Pfefferminze und einem Kräutertee.

Dazwischen nur Tee oder Kräutersprudel in kalter Form.

Um 19:00h dann eine volle Mahlzeit nach Belieben, mit Kräutern angereichert.

Bei diesem System hat man neun bzw. fünfzehn Stunden Pause dazwischen. Und eine ganz spannende Entwicklung habe ich bei mir festgestellt – ich habe wesentlich weniger Hunger, und nehme automatisch wesentlich weniger zu mir.
Am ersten Tag habe ich viel zu viel in die Arbeit mitgenommen, weil ich das Gefühl hatte, verhunger zu müssen, wenn ich neun Stunden nichts mehr bekommen.
Im Endeffekt habe ich mich so voll gestopft, dass ich Abends noch satt war, und bis auf eine Schüssel Obst mit Joghurt nichts mehr essen mochte.
Am nächsten Tag wurde es weniger und nach einer Woche war ich erstaunt, dass ich mit wirklich verhältnismäßig wenig so gut auskam und keinerlei Hunger verspürte.
Und noch ein zusätzlicher Effekt war zu erkennen: nachdem mein Körper nicht mehr soviel Energie mit Verdauung benötigte, war ich viel fitter und hatte viel mehr Lust noch etwas zu unternehmen.
So gingen noch zusätzliche Kilos weg. Genial – ich mag diese Art von Yoga.

19. Resümee

Du siehst also, Kräuter sind vielseitig und können uns in so mancher Lebenslage, vor allem aber bei einer gesunden, gewichtsunterstützenden Ernährung helfen.

Zum einen ist es wichtig, dass Du Dir bewusst wirst,

- welche Lebensmittel bei Dir Heißhunger erzeugen
- in welchen Situationen Du als "Ersatzbefriedigung" zu Essen oder Süßem greifst (Trauer, Langeweile, Ärger etc.)

Zweitens hilft es Dir, wenn Du Deine Ernährung vorausplanst.

- wenn Du Stress hast, koche vor - aufwärmen geht schneller, und Du greifst nicht planlos zu Brot oder Gebäck
- Plane und organisiere Deine Kräuterbeigaben. Egal ob Du getrocknete kaufst, frische anbaust, oder Kräuter sammelst bzw. erntest, und diese einfrierst. Sie sollten jederzeit einsatzbereit sein.
- Du einen neuen Tagesablauf schaffst, wo das Integrieren von Kräutern in Deine Ernährung zur Selbstverständlichkeit wird.

Drittens ist es wichtig zu wissen, was drin steckt, und sich Anregungen zu holen, wie Du die Kräuter einsetzen kannst, sodass sie Dir jeden Tag helfen können.
Beachte dabei einfach das Prinzip:

saisonal - regional - frisch gekocht

und gibt die Kräuter immer ungekocht bzw. frisch dazu oder streue sie darüber.

Achte auf Abwechslung, und versuche so viele unterschiedliche Kräuter, von den vorgestellten, wie möglich in Deine Gerichte unterzubringen.

20. Abbildungen

Die Bilder sind in der Hauptsache eigene, vereinzelte stammen von pixabay.

21. Feedback, Links und Copyright

Dein Feedback ist mir sehr wichtig

Ohne Feedback kann ich dieses Buch nicht erweitern und verbessern.

Wenn Dir das Buch gefallen und einen Mehrwert gebracht hat, würde ich mich über ein Feedback sehr freuen.

Und mit diesem Code geht es zum versprochenen Wochenplan inkl. einiger zusätzlicher Rezepte:

Scanne den QR Code ein

Kontakt & Impressum
Silvia Rosenberger, A- 2560 Berndorf, Ing. Eugen-Essentherstr. 56/2
info@lebensquell-kraeuter.com

Meine Facebook-Seite:
https://www.facebook.com/LebensquellKraeuter/

Meine Website:
https://www.lebensquell-kraeuter.com/

benutzt werden dürfen. Trotz sorgfältigem Lektorat können sich Fehler einschleichen. Autor und Verlag sind deshalb dankbar für diesbezügliche Hinweise. Jegliche Haftung ist ausgeschlossen, alle Rechte bleiben vorbehalten.

Als mein/e LeserIn biete ich Dir zusätzlichen Support, Informationen und Austausch in meiner brandneuen Facebook Gruppe.

„Lebensquell-Kräuter"-Gruppe

Schreibe in dem Warum einfach, welches Buch Du hast, und schon kannst Du vom Gruppenaustausch profitieren.

Weitere Bücher von Silvia Rosenberger:

Wenn Dir das Buch gefallen hat, und Du weitere Motivation möchtest, um erfolgreich abzunehmen, dann ist die Abnehmgeschichte der Autorin vielleicht gerade das Richtige für Dich. Denn erst durch eine missglückte Operation, und den festen Willen, es diesmal wirklich zu schaffen, ist die Kräuterformel und der Weg, mit Kräutern erfolgreich abzunehmen erst entstanden.

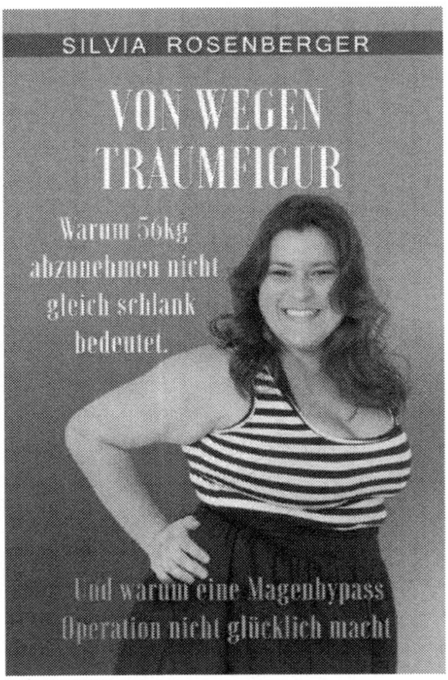

Dauerhaft ohne Süßes auszukommen geht bei Dir nicht? Dann ist folgendes Buch, in dem Silvia Rosenberger ihre, während der langen Phase der Gewichtsabnahme entwickelten Rezepte, die alle samt mit Zuckerersatz, und die meisten davon auch generell kalorienreduziert sind, ideal als Ergänzung.

Ohne Reue Süßes zu genießen macht eine dauerhafte Ernährungsumstellung für viele überhaupt erst möglich. Finde in diesem Buch Basisrezepte, die Du noch individuell nach Deinen Vorlieben abändern kannst.

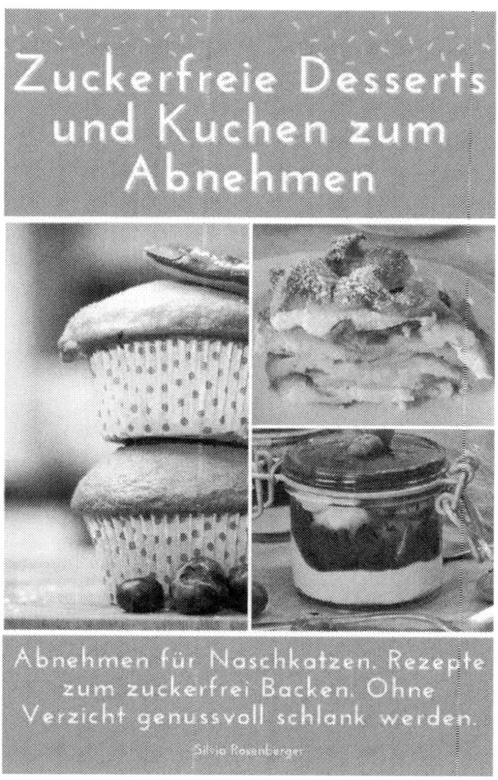

Wie Du bereits in diesem Buch gelesen hast, ist Stress oft mit ein Grund, warum es mit dem Abnehmen nicht klappt. Sowohl eine gestörte Verdauung, als auch zu wenig Schlaf können Anzeichen von Stress sein. In diesem Ratgeber zeigt Silvia Rosenberger Kräuter und Einsatzmöglichkeiten auf, um Stress abzubauen und wieder gut zu schlafen. Und zusätzlich gibt es noch einige Tipps für zusätzliche Entspannungsmethoden.

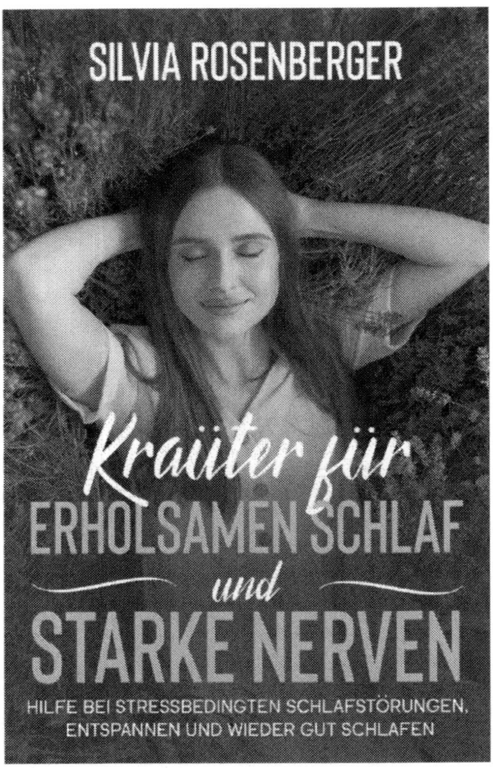

Wenn dich Kräuter interessieren und Du einen Hund besitzt, dann ist es sicher auch interessant für Dich, Deinen vierbeinigen Liebling gesund zu erhalten. Gute Anleitungen, Rezepte und Dosierungshilfen findest Du

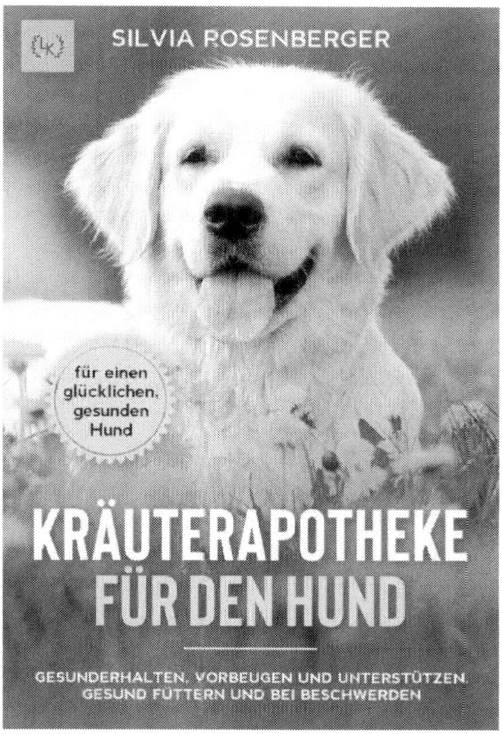

in diesem Buch:

Und in Kombination mit Cornelia Schölwer, einer erfahrenen Hundetrainerin ist ein ganz neues Buch am Markt, in dem Du Aufschluss über die Verhaltensweisen und deren Bedeutung bekommst, sodass Dein Hund und Du Euch besser versteht, und Du Situationen mit Deinem und fremden Hunden besser einschätzen kannst.

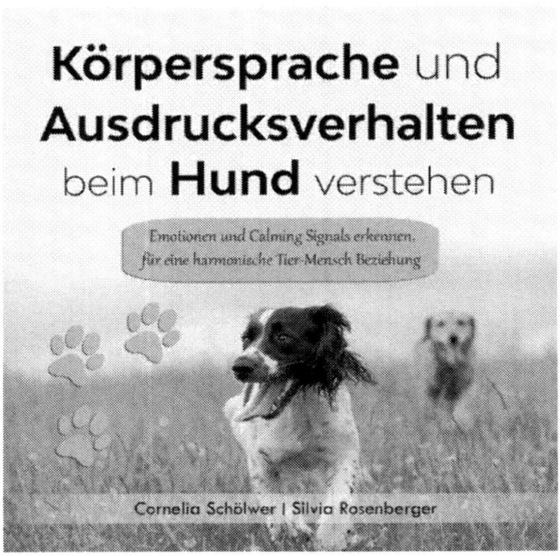

Printed in Poland
by Amazon Fulfillment
Poland Sp. z o.o., Wrocław

77469469R00069